Marianne V. Scherer

Mit Yoga den Tag beginnen
SONNENGRUSS

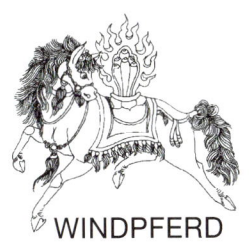

WINDPFERD

2. Auflage 2013
© 2011 by Windpferd Verlagsgesellschaft mbH, Oberstdorf
Alle Rechte vorbehalten
Umschlaggestaltung: KplusH Agentur für Kommunikation und Design, CH-Amden
Bildrechte für das Covermotiv: Shutterstock
Bildrechte für den Innenteil: iStockphoto, 123rf und Marianne Scherer (S. 80)
Die Abbildungen der Asanas auf den Seiten 35 bis 61 zeigen Alexandra Haardt © by Alexandra Haardt,
Yoga Verlag GmbH, Wiggensbach – Yoga Aktuell, mit freundlicher Genehmigung
Layout: Marx Grafik & ArtWork
Gesetzt aus der Gill Sans
Druck: Himmer AG, Augsburg

Printed in Germany
ISBN 978-3-86410-003-1
www.windpferd.de

Inhalt

Danken möchte ich an dieser Stelle den vielen Menschen, die mich auf meinem langjährigen Yogaweg begleitet haben und immer noch begleiten. Alle Namen kann ich hier nicht nennen, es wären zu viele. Yoga ist ein Weg, der sich durch die Praxis allmählich erschließt und für jeden ein ganz persönliches Geschenk bereit hält. Dies zu entdecken ist der individuelle Weg. Für mich war es ein Geschenk, den spirituellen Aspekt des Yoga kennenzulernen, insbesondere im Hinblick auf das Mysterium der Sonne, das sich auch im Sonnengruß manifestiert.

Marianne Vidya Scherer, im November 2011

Mit Yoga den Tag beginnen

mit Sonnengruß und Meditation auf CD

Die Lotosblüte, deren Blätter sich bei Sonnenaufgang öffnen und bei Sonnenuntergang schließen, steht für Reinheit und Erleuchtung. Im alten Indien wohnten Priester in prächtig angelegten Lotosgärten dem Sonnenaufgang bei und führten ihre Sonnenrituale aus.

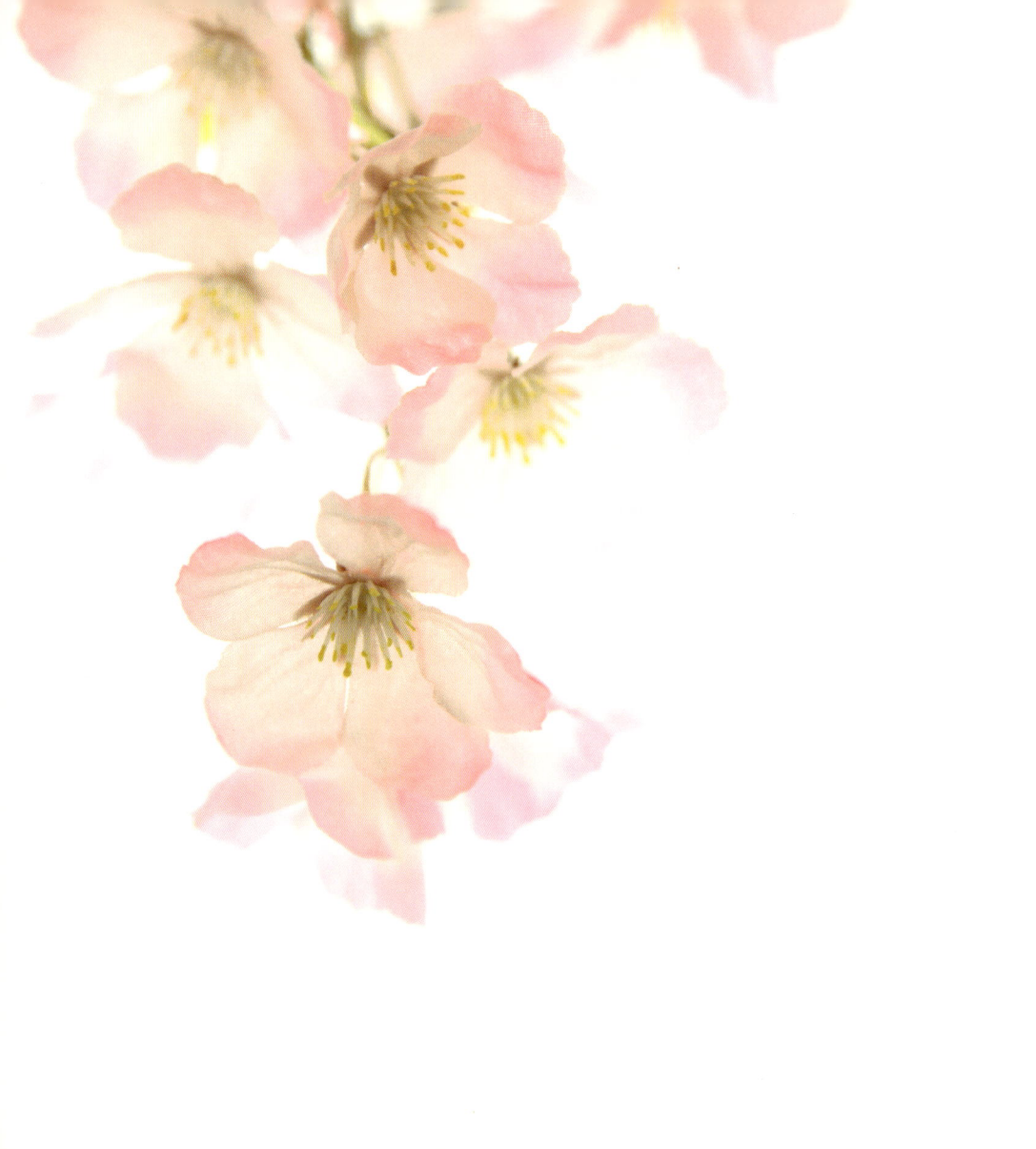

Vorwort

Surya Namaskar, der Sonnengruß, gehört zu den kostbaren Geschenken der indischen Kultur. Im alten Indien huldigte man mit diesen Asanas, die bei Sonnenaufgang ausgeführt wurden, dem Sonnengott Surya . Die zwölf Körperstellungen bringen den Körper optimal in Form, haben aber auch eine Wirkung auf Geist und Seele. Dies umso mehr, wenn in den Sonnengruß spezielle Mantras mit einbezogen werden. Durch diese Klangschwingungen erhalten die Körperübungen auch eine geistige Dimension. Erst dadurch wird das Potenzial des Sonnengrußes voll und ganz ausgeschöpft.

Das Wunderbare an dem Sonnengruß ist, dass man ihn auf mehreren Ebenen einsetzen kann: Als effektives Yoga-Workout für den erfolgreichen Start in den Tag. Als einfache Übung, um den Körper in Form zu bringen. Als meditative Übung für Achtsamkeit und Gelassenheit im täglichen Leben und als einen Weg für inneres Wachstum.

Wie so oft im Leben geht es auch hier um das Tun. Wer die zahlreichen Vorzüge des Sonnengrußes in all seinen Aspekten selbst erfahren möchte, sollte ihn regelmäßig praktizieren. Hat man damit erst einmal begonnen, möchte man dieses Lebenselixier kaum noch missen. Diese positive Erfahrung wünsche ich Ihnen von ganzem Herzen.

Marianne Vidya Scherer

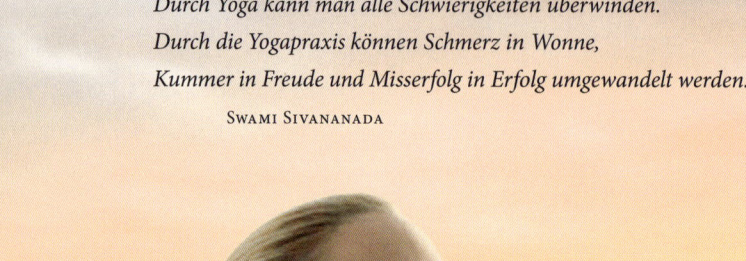

Durch Yoga kann man alle Schwierigkeiten überwinden.
Durch die Yogapraxis können Schmerz in Wonne,
Kummer in Freude und Misserfolg in Erfolg umgewandelt werden.

SWAMI SIVANANADA

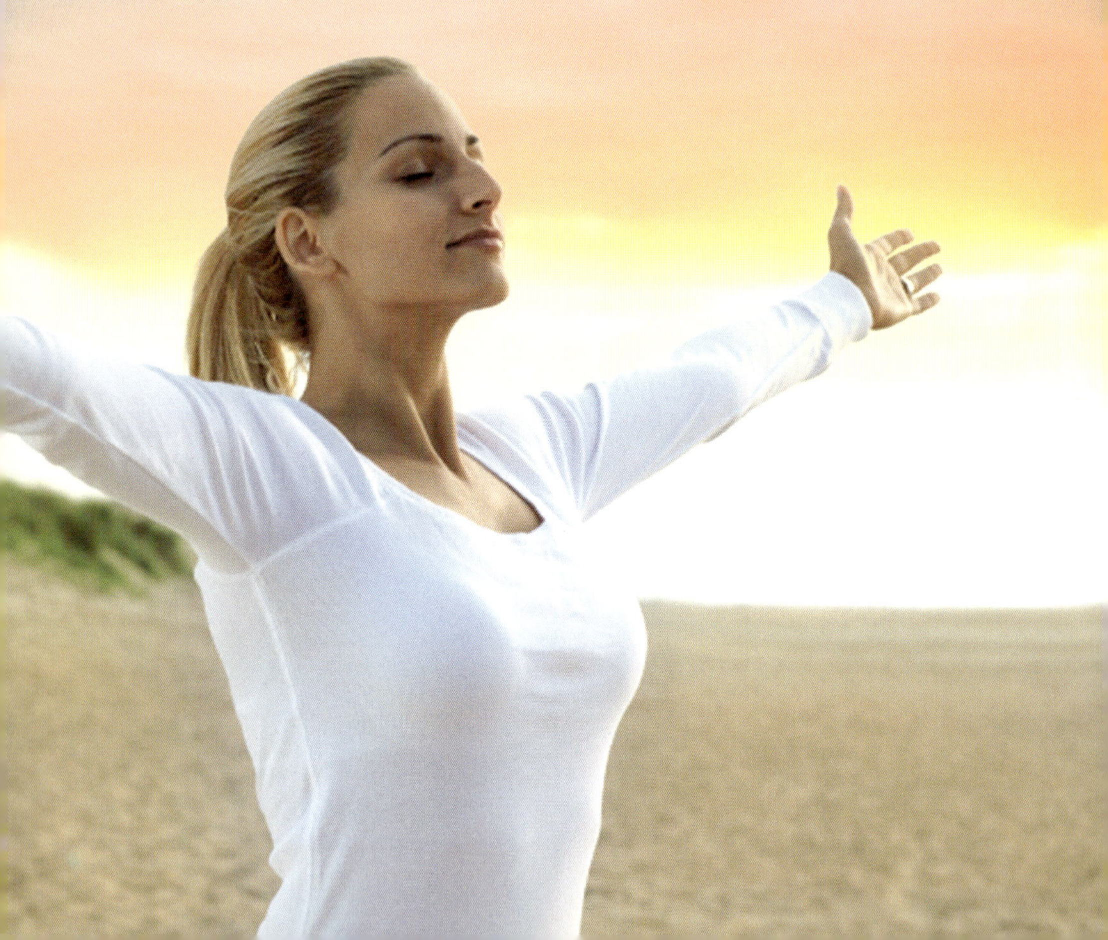

Einführung

Sind Sie auf der Suche nach einem effektiven Übungsprogramm, das sich leicht in Ihren Tagesablauf integrieren lässt, Ihre Energie rasch ankurbelt und Körper und Psyche gleichermaßen gut tut? Dann ist der Sonnengruß das richtige für Sie! In diesem Buch erfahren Sie alles Wissenswerte über diesen Klassiker des Yoga, seinen Ursprung und die zahlreichen positiven Auswirkungen. Und Sie bekommen exakte Anleitungen für das Üben zu Hause!

Der Sonnengruß ist eine klassische Abfolge von Yogaübungen, die den gesamten Körper aktivieren. Er ist ideal für Jung und Alt, für Geübte und weniger Geübte. Beim Praktizieren der zwölf Bewegungsabläufe kann man rasch neue Energie tanken und Stress abbauen. In Indien wurde der Sonnengruß seit uralten Zeiten bei Sonnenaufgang praktiziert und auch heute ist das noch vielerorts üblich. Die aufgehende Sonne zu begrüßen war Bestandteil der traditionellen vedischen Sonnenverehrung, die dem Sonnengott Surya huldigte. Der Sanskrit-Name des Sonnengrußes lautet „Surya Namaskar". Wörtlich übersetzt bedeutet das „Gruß an die Sonne" und zeigt, welchen Stellenwert die Sonne damals hatte. Zur Blütezeit der vedischen Sonnenverehrung gab es in Indien zwölf Sonnentempel, die dem Sonnengott Surya geweiht waren. Der größte und eindrucksvollste befindet sich in Konark im Bundesstaat Orissa. Er wurde im 13. Jahrhundert erbaut und zeugt noch heute von dieser glanzvollen Zeit.

Juwel des Yoga

Der Gruß an die Sonne birgt viele Geheimnisse, die in Indien lange als kostbarer Schatz gehütet wurden. Erst im 19. Jahrhundert wurde er auch im Westen bekannt und hat heute im Hatha-Yoga seinen festen Platz. Meist wird er als Aufwärmübung vor dem Beginn einer Yogastunde praktiziert, um den Körper für die nachfolgenden Asanas (Yogastellungen) vorzubereiten.

Doch der Sonnengruß ist viel mehr als nur eine Aufwärmübung. Er ist eine eigenständige effektive Übungsreihe, die man leicht erlernen und jederzeit und überall durchführen kann. Die zwölf Stellungen sind perfekt aufeinander abgestimmt und beinhalten ein ausgewogenes Verhältnis von Anspannung und Entspannung. Die Muskeln und Sehnen werden gedehnt, gelockert und gleichzeitig gekräftigt. Die zwölf Haltungen haben eine außerordentlich positive Wirkung auf körperlicher, psychischer und geistiger Ebene. Nicht umsonst bezeichnet man den Sonnengruß als das Juwel des Yoga. Übt man den Sonnengruß regelmäßig, ist man gesünder und bleibt länger jung und vital. Man kann damit systematisch Stress abbauen und dem Entstehen von Krankheiten vorbeugen beziehungsweise bereits bestehende Erkrankungen lindern oder eventuell ganz beseitigen.

Optimale Dehnung

Beim Praktizieren des Sonnengrußes werden sämtliche Muskeln und die Wirbelsäule gedehnt und gestreckt. Auf der körperlichen Ebene sind die zwölf aufeinander abgestimmten Bewegungsabläufe das ultimative Fitnessprogramm: Der Körper wird straff, die Wirbelsäule flexibel, die Muskeln werden geschmeidig. Außerdem bekommen die Zellen durch die mit den einzelnen Stellungen exakt koordinierte Ein- und Ausatmung jede Menge Sauerstoff, der für neue Lebenskraft und Wohlbefinden sorgt.

Achtsamkeit üben

Auch der Psyche helfen die Übungen auf die Sprünge, denn die Stellungen haben einen direkten Einfluss auf das endokrine Drüsensystem, das nicht nur für die Koordination der physiologischen Zusammenhänge verantwortlich ist, sondern auch unsere Emotionen entscheidend beeinflusst. Außerdem helfen die Bewegungsabläufe dabei, die innere Wahrnehmung zu schulen und sich im Hier und Jetzt bewusst zu erleben, also voll und ganz präsent zu sein. Indem man die einzelnen Haltungen mit Achtsamkeit und Hingabe ausführt und dabei in sich hinein spürt, verändert sich das eigene Sein Schritt für Schritt.

In Harmonie mit dem Kosmos

Auf der geistigen Ebene erhöht sich die Konzentrationsfähigkeit. Darüber hinaus entsteht durch die Konzentration auf die Sonne eine innere Verbindung mit dem Kosmos. Wie Tag und Nacht sich abwechseln, so erleben auch wir Aktivität und Passivität, gute Zeiten und schlechte Zeiten. Je mehr wir diese natürlichen Zyklen verstehen und in das eigene Leben integrieren, desto mehr finden wir unser inneres Gleichgewicht und lernen, in Harmonie mit dem kosmischen Geschehen zu leben. Der Sonnengruß hilft uns dabei auf einfache Weise.

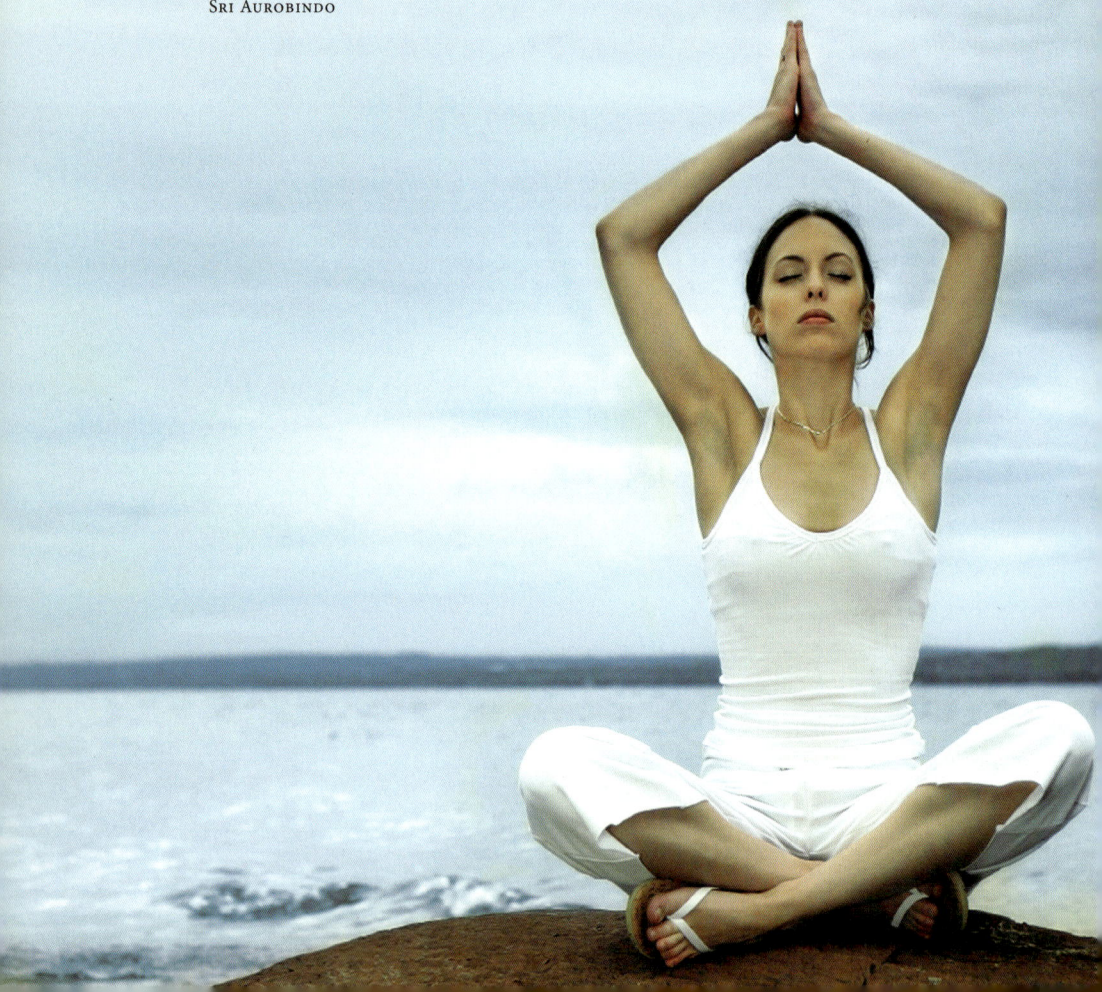

Ziel des Yoga ist es, das Bewusstsein dem Göttlichen gegenüber zu öffnen und immer mehr im inneren Bewusstsein zu leben, während man aus ihm heraus auf das äußere Leben einwirkt.

SRI AUROBINDO

Was Ihnen dieses Buch bietet

Hintergrundwissen

Sie erfahren, wie Sie den Sonnengruß effektiv in Ihr tägliches Leben einbauen können und einen nachhaltigen Erfolg erzielen. Der Ablauf der einzelnen Stellungen sowie ihre Wirkung auf körperlicher und psychischer Ebene sind genau beschrieben. Auf der CD hören Sie die Anleitung für die Übungsabläufe. Eine angeleitete Endentspannung schließt den Übungsteil ab. Auf der CD gibt es auch eine angeleitete Lichtmeditation. Sie lernen, die heilenden Strahlen der Sonne in Ihre Zellen zu lenken und Ihre Selbstheilungskräfte zu aktivieren.

Wann übt man den Sonnengruß?

Bei bestehenden Beschwerden bzw. Krankheiten sollten Sie unbedingt einen Arzt zu Rate ziehen, bevor Sie mit dem Üben beginnen. Sie können den Sonnengruß überall und zu jeder Tageszeit praktizieren. Als ideal gelten traditionell die Zeit bei Sonnenaufgang und Sonnenuntergang. Am Morgen haben die zwölf Stellungen eine belebende Wirkung, machen fit für den Tag und sorgen dafür, dass man konzentriert in den Tag geht. Beim Üben zur Zeit der untergehenden Sonne kann man den Tag bewusst abschließen und innerlich zur Ruhe kommen.

Durch das morgendliche und abendliche Üben können Sie Ihren Tag klar strukturieren. Das wirkt sich besonders günstig auf die psychische Verfassung aus, denn der Yogalehre zufolge ist es wichtig, den Rhythmen des Tages, und des Lebens überhaupt, zu folgen. Der Sonnengruß kann von jedermann durchgeführt werden, unabhängig vom Alter und dem körperlichen Zustand. Je länger man übt, desto geschmeidiger wird der Körper und desto fließender und leichter sind die Bewegungsabläufe.

Was bringt mir der Sonnengruß?

Der Sonnengruß wirkt nicht nur auf körperlicher, sondern auch auf geistiger Ebene. Bei jeder Haltung wird ein spezieller Teil bzw. Muskel des Körpers aktiviert und die Wirbelsäule wird bei den Vor- und Rückwärtsbeugen optimal gestreckt. Der Körper wird straffer, der gesamte Bewegungsapparat kräftiger und die Gesundheit verbessert sich ganz allgemein. Außerdem gewinnen Sie mehr Selbstvertrauen und den Glauben in Ihre eigene Kraft. Durch die Übungen kommen die Energieabläufe im Körper in ein harmonisches Gleichgewicht, denn jede Haltung ist eine Gegenbewegung zur vorhergehenden, sodass der Körper systematisch gedehnt und gestreckt wird. Durch den Sonnengruß können auch Stimmungsschwankungen ausgeglichen und der Biorhythmus reguliert werden.

Sadhana – Beständigkeit bringt Erfolg

Unter „Sadhana" versteht man eine regelmäßige und ernsthaft durchgeführte Übungspraxis. Im Yoga ist es ein Schlüsselbegriff, denn ohne die aufrichtige Bemühung um Fortschritte auf geistiger und körperlicher Ebene, gibt es keinen langfristigen Erfolg. Die Sadhana-Praxis erfordert eine gewisse Selbstüberwindung und Disziplin. Das ist nicht immer einfach, jedoch die Grundlage jeglichen Übens. Der Sonnengruß ist der ideale Einstieg in eine einfach durchzuführende, aber effektive Yogapraxis, die jeder in seinem eigenen Tempo und entsprechend seines körperlichen und geistigen Zustandes in den Tagesablauf einbeziehen kann.

Praktische Tipps zum Üben

Machen Sie sich zuerst mit jeder einzelnen Stellung vertraut, bevor Sie mit dem Üben beginnen. Wenn Sie die Stellungen gut kennen, gelingt es Ihnen leichter, sie miteinander zu verbinden. Insgesamt müssen Sie nur sieben Stellungen erlernen, da die Stellungen acht bis zwölf Wiederholungen der Stellungen eins bis fünf sind.

Das brauchen Sie:
- 10–20 Minuten Zeit
- lockere, leichte Kleidung
- eine rutschfeste Unterlage/Yogamatte
- eine Decke zum Zudecken
- Meditationskissen oder Meditationshocker
- einen Ort, an dem Sie ungestört sind
- frische Luft, damit Sie viel Prana aufnehmen können

Wann soll man üben?
Sie können den Sonnengruß jederzeit üben, er hat immer eine positive Wirkung. Um gut in den Tag zu gelangen, ist es ideal, wenn sie gleich nach dem Aufstehen mehrere Runden absolvieren. Dadurch wird der Kreislauf angekurbelt, Muskeln und Sehnen werden gedehnt. In dieser kostbaren Zeit können Sie sich ganz auf sich selbst konzentrieren und Körper, Geist und Seele gleichermaßen auf den Tag vorbereiten. Am Abend kann der Sonnengruß als entspannende und beruhigende Übungsreihe praktiziert werden, um den Stress des Tages abzubauen.

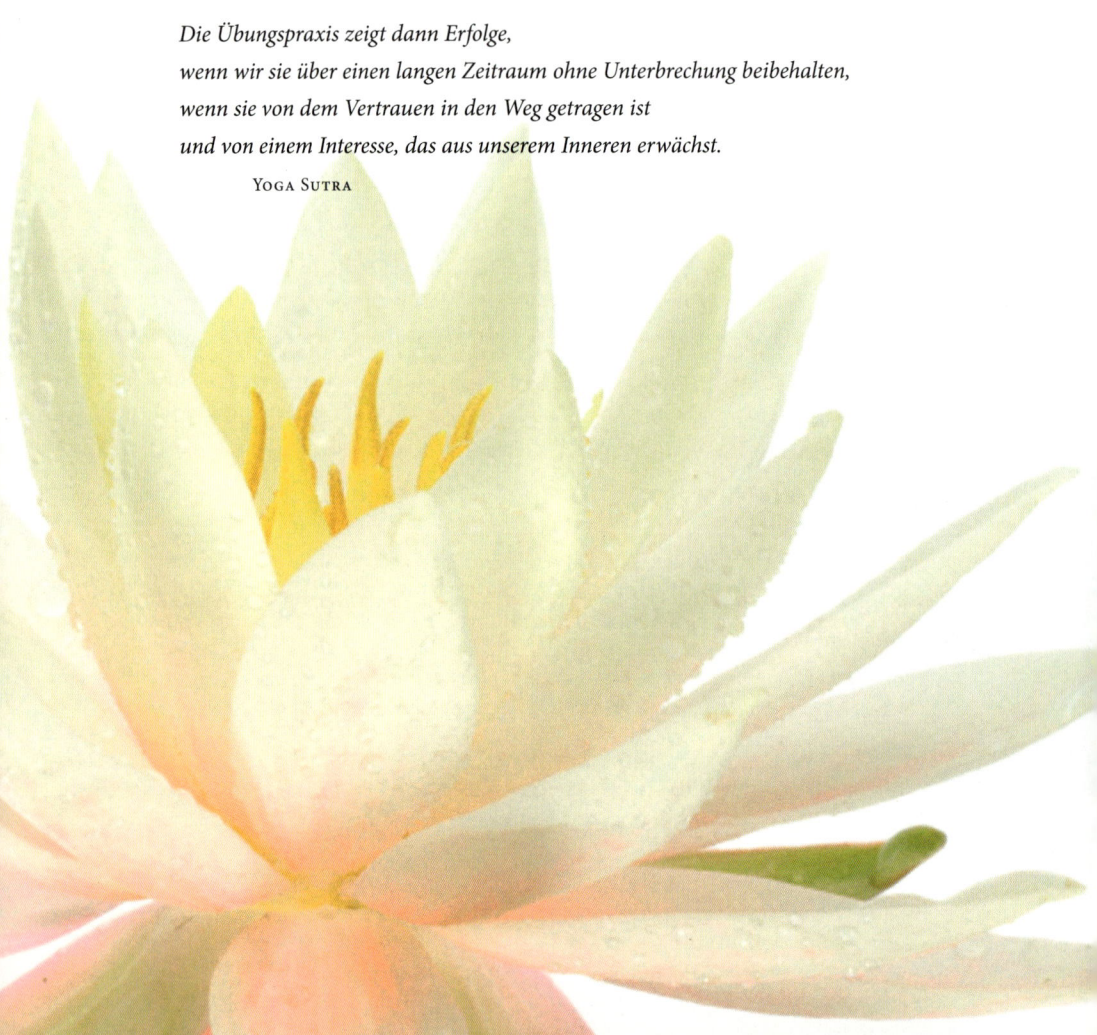

Die Übungspraxis zeigt dann Erfolge,

wenn wir sie über einen langen Zeitraum ohne Unterbrechung beibehalten,

wenn sie von dem Vertrauen in den Weg getragen ist

und von einem Interesse, das aus unserem Inneren erwächst.

YOGA SUTRA

Klassische Variante

Es gibt verschiedene Varianten des Sonnengrußes, die auf verschiedene Schulen zurückgehen und alle ihre Berechtigung haben. In diesem Buch wird der klassische Sonnengruß mit zwölf Haltungen vorgestellt, einschließlich der dazugehörigen traditionellen Mantras und der zwölf Namen der Sonne. Anfänger können den Sonnengruß und seine Wirkung nach und nach erlernen, Fortgeschrittene können den Sonnengruß öfter bzw. schneller durchführen und durch das Einbeziehen der Sonnenmantras eine neue Dimension erfahren.

Fangen Sie an!

Rollen Sie die Yogamatte aus und freuen Sie sich auf das Üben! Beginnen Sie als Einsteiger mit sechs Runden und steigern Sie diese in Ihrem eigenen Tempo allmählich auf zwölf Runden. Eine Runde umfasst zwölf Stellungen. Wenn Sie geübter sind, können Sie auch länger praktizieren. Nach oben sind Ihnen keine Grenzen gesetzt. Überanstrengen Sie sich aber niemals und hören Sie stets auf Ihren Körper! Er sagt Ihnen, wie viel Praxis Sie brauchen und wann es genug ist. Sie können den Sonnengruß mit langsamen, fließenden Bewegungen oder auch dynamisch ausführen. Wichtig ist, dass Sie dabei auf die korrekte Ein- und Ausatmung achten. Atmen Sie immer durch die Nase und üben Sie mit offenen Augen. Wenn Sie im Freien sind, blicken Sie in Richtung Sonne. Zu Hause können Sie ein inspirierendes Foto aufhängen, z.B. einen Sonnenaufgang, das Sie beim Üben vor Augen haben oder die Sonne innerlich visualisieren.

> **Tipp:** Wenn Sie die zwölf Haltungen perfekt beherrschen und den Sonnengruß bereits längere Zeit geübt haben, können Sie auch die Sonnenmantras mit einbeziehen. Sie haben, wie alle Mantras, aufgrund ihrer besonderen Klangschwingung eine sehr intensive Wirkung.

Üben Sie regelmäßig!

Das A und O für den Erfolg beim Yoga ist die Kontinuität. Das gilt auch für den Sonnengruß. 10 bis 20 Minuten tägliches Üben sind ideal. Auch wenn Sie müde sind oder wenig Zeit haben: Gehen Sie auf die Matte, und wenn es nur ein paar Minuten sind. Ideal wäre, wenn Sie Ihre Yogapraxis täglich zur gleichen Zeit durchführen könnten. Üben Sie stets mit leerem Magen! Die letzte Mahlzeit sollte mindestens zwei Stunden zurückliegen.

Üben Sie achtsam!

Achtsames Üben ist wichtig, denn dadurch gewinnt die Yogapraxis an Intensität. Seien Sie sich dessen bewusst, was Sie gerade tun. Spüren Sie nach innen und nehmen Sie wahr, was in Ihnen vorgeht. Manchmal können beim Üben verdrängte Gefühle hochkommen, wenn bestimmte Körperzentren aktiviert werden. Welcher Art sie auch sein mögen, lassen Sie sie zu und üben Sie einfach weiter.

> **Tipp:** Praktizieren Sie den Sonnengruß im Freien, wann immer das möglich ist. Wenn Sie in einem geschlossenen Raum üben, sollte er gründlich gelüftet werden. In der warmen Jahreszeit ist es ideal, den Sonnengruß bei Sonnenaufgang im Freien durchzuführen und dabei das vitalisierende Morgenlicht aufzunehmen, das mit heilsamer ultravioletter Strahlung angereichert ist. Ihre Zellen werden sich rasch regenerieren und Sie fühlen sich den ganzen Tag über körperlich und geistig topfit.

Veränderung braucht Zeit

Persönliches Wachstum braucht Zeit, und die sollten Sie sich nehmen. Lassen Sie sich nicht durch Alltagsstress, Bequemlichkeit oder Lustlosigkeit vom Üben abhalten! Zugegeben: Aller Anfang ist schwer! Doch um eine neue, positive Gewohnheit zu etablieren, ist eine gewisse Disziplin notwendig. Nur durch die kontinuierliche Wiederholung kann sich etwas verfestigen und ein neues mentales und emotionales Muster entstehen. Als goldene Regel für diesen Prozess gelten 30 Tage. Wenn Sie diese Zeit durchhalten, also z.B. 30 Tage lang konsequent den Sonnengruß üben, hat sich in Ihnen diese neue Gewohnheit fest verankert.

Um Neues zu integrieren, ist es oftmals erforderlich, Raum zu schaffen und sich von alten Gewohnheiten zu lösen. Überlegen Sie doch einfach mal in einer ruhigen Minute, welchen überflüssigen Ballast Sie mit sich schleppen. Setzen Sie dann den Rotstift an und entrümpeln Sie Ihr Leben: in Ihrem Kopf und ganz konkret in Ihrem Zuhause.

> **Tipp:** Diese Tipps helfen Ihnen, mehr Durchhaltevermögen zu entwickeln. Haben Sie sich erst einmal an das tägliche Üben gewöhnt, kostet es bald keine Überwindung mehr, im Gegenteil: Es wird zur Freude, weil sich der Gewinn schon bald auf vielen Ebenen zeigt.

• Glauben Sie daran, dass Sie Ihr Ziel erreichen können. Formulieren Sie ein „commitment", also eine innere Verpflichtung, die da lauten könnte: „Ich werde den Sonnengruß 30 Tage lang sechs Runden üben, egal, wie ich mich fühle, egal, wie viel ich zu tun habe. Ich nehme mir die Zeit dafür, weil ich es mir wert bin."

• Nehmen Sie sich aber nie zu viel auf einmal vor, sonst fühlen Sie sich schnell überfordert. Weniger kann mehr sein, und Erfolg lässt sich auch in kleinen Schritten erreichen.

• Überprüfen Sie täglich, ob Sie das gesteckte Ziel tatsächlich erreicht haben. Falls nicht, finden Sie heraus, was Sie davon abgehalten hat – und beginnen Sie von Neuem!

• Bleiben Sie am Ball: 21 Tage sind das Minimum, um Verhaltensweisen in das Energiesystem des Körpers zu integrieren. Besser sind 30, am besten 40 Tage.

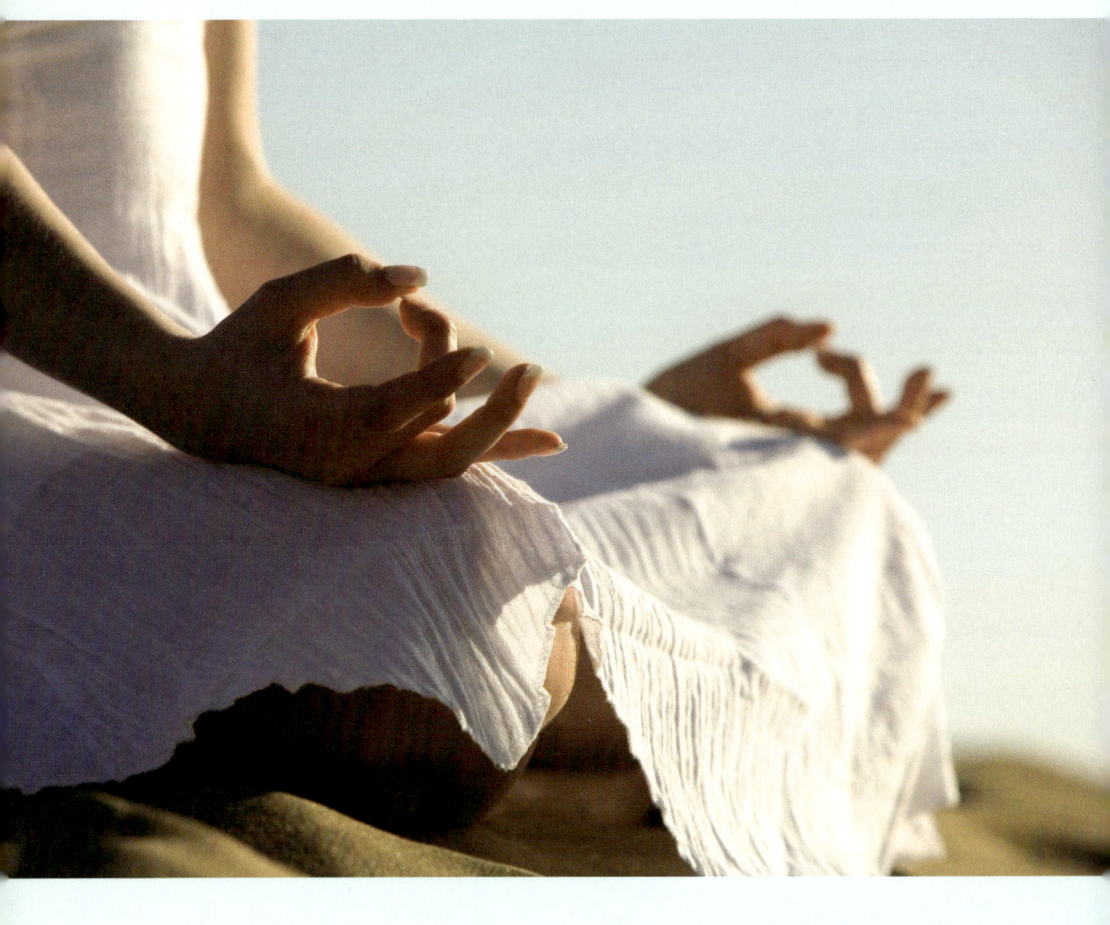

Das gewinnen Sie beim Üben:

Körperlich:

Stärkung der Muskulatur

Bessere Haltung

Kräftigung des Rückens

Förderung der Beweglichkeit

Mehr Beweglichkeit von Wirbelsäule und Gelenken

Bessere Durchblutung

Stärkung des Immunsystems

Stärkung des Atmungs- und Kreislaufsystems

Aktivierung der inneren Organe und der Drüsen und Nerven

Prävention und Linderung chronischer Erkrankungen

Verzögerung des Alterungsprozesses

Psychisch:

Ausgeglichenheit

Innere Klarheit

Psychische Tiefenentspannung

Bessere Körperwahrnehmung

Konzentration und Achtsamkeit

Stressfreies Dasein

Strahlende Lebensfreude

Größere Konzentrationsfähigkeit

Tipp: Am Anfang kann das Üben durch verkürzte Sehnen und Bänder, durch Muskelverspannungen und toxische Ablagerungen in den Gelenken erschwert werden. Verharren Sie in den einzelnen Haltungen einfach etwas länger, damit Sehnen und Muskeln genügend Zeit haben sich zu dehnen.

Der Sonnengruß hilft bei Rückenschmerzen, Migräne, Müdigkeit, Gewichtsproblemen, Gelenkerkrankungen, Osteoporose, rheumatischen Erkrankungen, Asthma, Kopfschmerzen, Verdauungsstörungen, Verstopfung, Nierenproblemen, Leberproblemen, leichten Depressionen, Angstzuständen, Menstruationsproblemen, Menopause.

Üben Sie nicht bei Erkältung, Grippe, Entzündungen im Körper, hohem Blutdruck, koronaren Herzerkrankungen, akuten Erkrankungen im Bewegungsapparat (Bandscheibenprobleme, Ischias usw.), sonstigen starken Rückenschmerzen, degenerativen Veränderungen der Wirbelsäule, kurz nach Operationen, schweren Depressionen, Psychose, nach einem Schlaganfall.

Das sollten Sie vermeiden: Überanstrengung, Leistungsdenken, falschen Ehrgeiz, üben mit vollem Magen.

Schwangerschaft: Schwangere können den Sonnengruß bis zum fünften Monat ausführen, natürlich mit entsprechender Behutsamkeit. Eine Rücksprache mit dem behandelnden Arzt ist in jedem Fall erforderlich.

Der Rhythmus: Finden Sie beim Üben Ihren eigenen Rhythmus! Verbinden Sie jede Haltung mit einem Atemzug, d. h. mit einer Ein- bzw. Ausatmung, und gehen Sie dann in die nächste Stellung über. Anfangs können Sie sich beim Üben von dem Tempo auf der CD leiten lassen. Später können Sie das Tempo der Bewegungsabläufe selbst bestimmen! Dann können Sie in den einzelnen Stellungen auch länger verweilen. Wichtig ist immer, dass Sie sich beim Üben wohl fühlen.

Tipp: Sprechen Sie mit Ihrem behandelnden Arzt, um sicher zu gehen, dass dem Praktizieren des Sonnengrußes von ärztlicher Seite aus nichts im Wege steht.

Der Sonnengruß im Tageslauf

Obwohl der frühe Morgen als die ideale Zeit für den Sonnengruß gilt, können Sie ihn zu jeder Tageszeit durchführen und jeweils einen unterschiedlichen Nutzen daraus ziehen.

Am Morgen: Der Sonnengruß hilft Ihnen, den Tag bewusst und aktiv zu beginnen und viel Energie zu tanken.

Während des Tages: Der Sonnengruß hilft Ihnen, zwischendurch für kurze Zeit vom Alltag abzuschalten und neue Vitalität zu gewinnen.

Am Abend: Der Sonnengruß hilft Ihnen, den Alltag loszulassen und wieder bei sich selbst anzukommen.

Als Krafttraining: Den Sonnengruß kann man auch als Ausdauer- und Krafttraining einsetzen, um den Körper optimal zu trainieren. In diesem Fall werden die Stellungen schneller und öfter durchgeführt. Das Tempo und die Anzahl der Runden bestimmen Sie selbst.

Als meditative Übung: Durch die Konzentration auf die Muskeln, die inneren Organe und die Atmung beim Halten der einzelnen Stellungen ist der Sonnengruß auch ein effektives meditatives Training, das die achtsame Wahrnehmung der Vorgänge in Körper und Geist fördert.

> **Tipp:** Üben Sie möglichst oft im Freien! An der frischen Luft nehmen Sie mehr Prana auf und die Wirkung des Sonnengrußes wird verstärkt. Wenn Sie Frühaufsteher sind, üben Sie in den frühen Morgenstunden, ansonsten direkt nach dem Aufstehen. Sie werden schon nach kurzer Zeit feststellen, dass Ihr gesamter Tagesablauf dadurch einen positiven Rhythmus bekommt und Sie für die Herausforderungen des vor Ihnen liegenden Tages gestärkt sind.

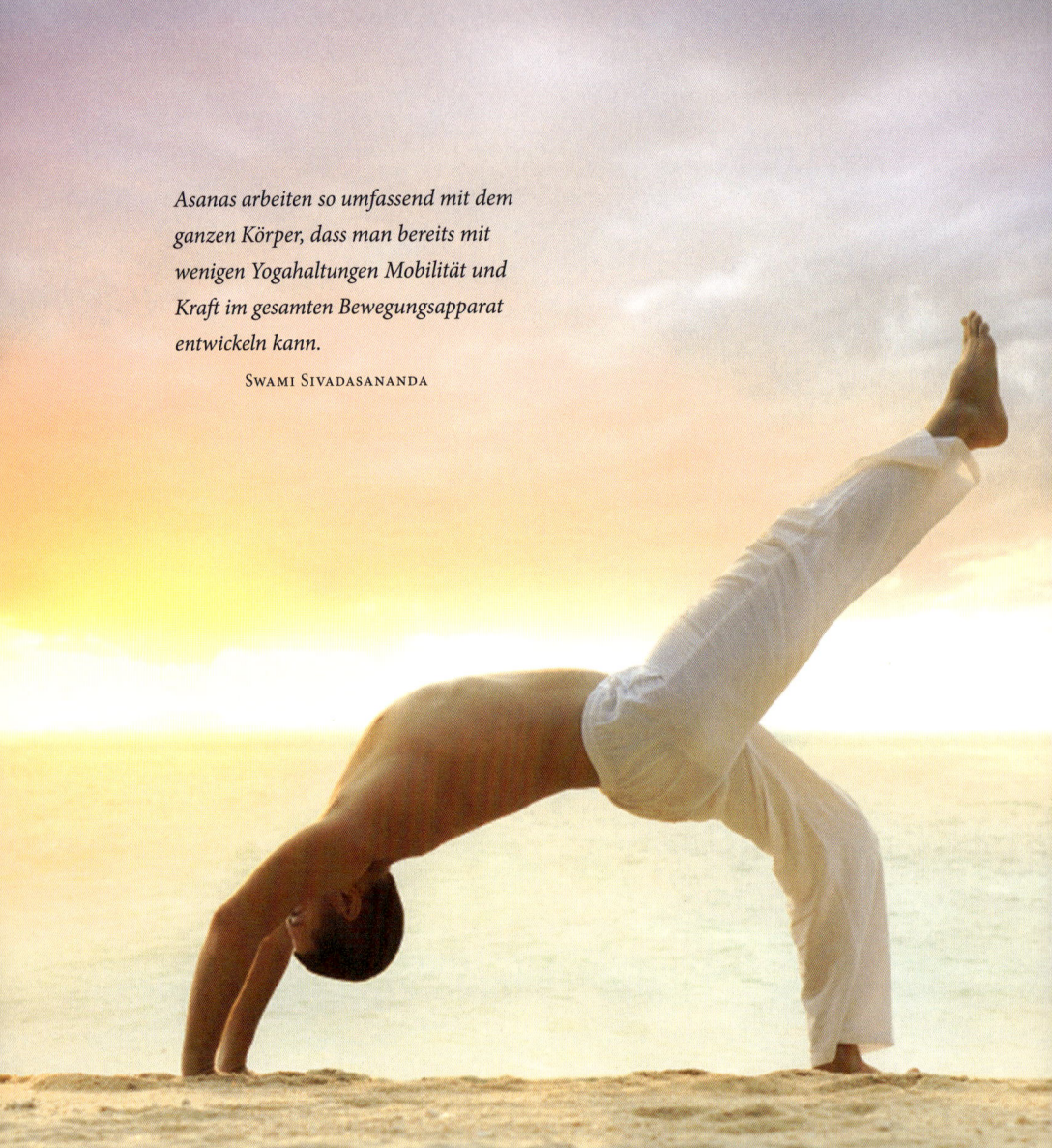

Asanas arbeiten so umfassend mit dem ganzen Körper, dass man bereits mit wenigen Yogahaltungen Mobilität und Kraft im gesamten Bewegungsapparat entwickeln kann.

SWAMI SIVADASANANDA

Wunderwerk Wirbelsäule

Durch die Wirbelsäule wird der Körper gestützt und aufgerichtet. Sie besteht aus 34 Wirbelkörpern und 23 Bandscheiben, die als eine Art Stoßdämpfer fungieren, und weist vier Krümmungen auf: Die Halswirbelsäule wölbt sich nach innen (konkav), die Brustwirbelsäule nach außen (konvex), die Lendenwirbelsäule nach innen und Kreuz- und Steißbein nach außen. Die Krümmungen haben den Zweck, Erschütterungen, die beim Laufen, Springen usw. entstehen, möglichst schwach zu halten und sie besser im Körper zu verteilen. Sind die vier Krümmungen zu gering oder zu stark ausgeprägt, ist die Wirbelsäule seitlich gekrümmt oder verdreht, entstehen Fehlhaltungen, die im Laufe der Zeit zu degenerativen Veränderungen führen, die sehr unangenehm und schmerzhaft sein können.

Wirkung der Yogastellungen

Asanas wirken außer auf Muskeln, Bänder und Sehnen auch auf die endokrinen Drüsen, den Kreislauf, die Nervenzentren und die Verdauung. Durch die Übungen werden biochemische Kreisläufe normalisiert, neue Zellen gebildet und es kommt zu neuronalen Vernetzungen im Gehirn. Dieser Vorgang wird in der Neurowissenschaft als Neuroplastizität bezeichnet.

Im Yoga spielt der Atem eine enorm wichtige Rolle. Er sollte tief sein und gleichmäßig fließen. Denn wenn der Atem unregelmäßig ist, ist das Gleichgewicht in den Asanas gestört. Auch beim Sonnengruß es sehr wichtig, den Atem exakt mit den einzelnen Bewegungsabläufen zu synchronisieren. Nach jeder Einatmung folgt eine Ausatmung und umgekehrt. Zwischendurch wird der Atem auch kurz angehalten. Die positive Wirkung aller Yogaübungen basiert auf diesem perfekten Zusammenspiel von Körperbewegung und Atemfluss.

Der Mensch ist so alt wie seine Wirbelsäule

In dieser alten Yogaweisheit steckt viel Wahres. Denn der Zustand der Wirbelsäule zeigt, wie es um einen Menschen bestellt ist. Ist sie biegsam und geschmeidig, ist der gesamte Mensch in diesem Zustand. Ist sie steif und wenig beweglich, wirkt sich dies negativ auf das gesamte Sein aus. Die Form der Wirbelsäule hängt sowohl vom Alter als auch vom psychischen Zustand eines Menschen ab. So kann eine gebeugte Wirbelsäule bei einem noch jüngeren Menschen z. B. auf Ängstlichkeit hinweisen, während eine aufrechte Haltung ein positives und mutiges Lebensgefühl widerspiegelt.

Rückenproblemen vorbeugen

Die Wirbelsäule ist der Kanal für die Rückenmarksnerven und stellt die Verbindung zwischen Körper und Gehirn her. Durch das regelmäßige Üben des Sonnengrußes tun Sie Ihrer Wirbelsäule viel Gutes! Die Verbindungen zwischen den Wirbeln werden aktiviert, die Rückenmuskulatur wird gekräftigt, die Bänder und Sehnen gestärkt und die Nerven und Blutgefäße werden sanft massiert. So bleibt die Wirbelsäule geschmeidig. Auch die Nadis, die feinstofflichen Energiekanäle in der Wirbelsäule, werden angeregt, insbesondere der Sushumna-Kanal im Inneren der Wirbelsäule, in dem sich die Chakras befinden, die für die spirituelle Entwicklung eine entscheidende Rolle spielen.

Egal, wie jung oder alt Sie sind: Der Sonnengruß ist eine Wohltat für Ihre Wirbelsäule und Sie werden immer davon profitieren. Rückenprobleme und degenerative Defekte der Wirbelsäule sind in unserer modernen Gesellschaft weit verbreitet, kaum jemand bleibt davon verschont. Der Sonnengruß ist deshalb ein ideales, für jedermann leicht durchführbares Übungsprogramm, um die Wirbelsäule gesund zu erhalten bzw. ihre Funktion zu verbessern.

Die Bewegungsrichtungen im Yoga

Bei den klassischen Asanas unterscheidet man verschiedene Bewegungsrichtungen der Wirbelsäule: vorwärts, rückwärts, umgekehrt, seitlich, gedreht, auseinanderdehnen und zusammenziehen. Jede Richtung hat einen bestimmten Effekt. So bewirken beispielsweise Rückwärtsbeugen Leichtigkeit, Umkehrstellungen mentale Stärke, gedrehte Stellungen eine Reinigung. Liegende Stellungen bringen Entspannung. Beim Sonnengruß kommen Vorwärts- und Rückwärtsbeugen zum Einsatz.

Die Geheimnisse des Universums liegen in unserer Wirbelsäule.
MARK WHITWELL

Entspannte Muskeln

Beim Üben des Sonnengrußes geht es weniger darum, viel Muskelmasse aufzubauen, als darum, die Muskeln zu dehnen und den Muskeltonus zu optimieren, der für die Haltekraft eines Muskels entscheidend ist. Das führt nicht nur zu einer guten Körperhaltung, sondern verbessert auch die Gesundheit, da die Muskeln in engem Zusammenhang mit den Organen stehen. Die Muskelkraft hängt mit der Beschaffenheit der Muskelfasern zusammen. Sind die Muskeln stark verspannt, können sich die Fasern nicht dehnen und die Muskeln verkürzen sich. Zu den Aufgaben der Muskelfasern gehört es, Sauerstoff und Nährstoffe aufzunehmen und Schlacken, die die Muskeln sauer machen, auszuleiten. Diese Arbeit können sie nur in entspanntem Zustand verrichten. Durch die Bewegungsabläufe im Sonnengruß, die jeweils unterschiedliche Muskelgruppen aktivieren, ist dafür gesorgt, dass alle Muskeln gut gedehnt werden und dadurch entspannt sind.

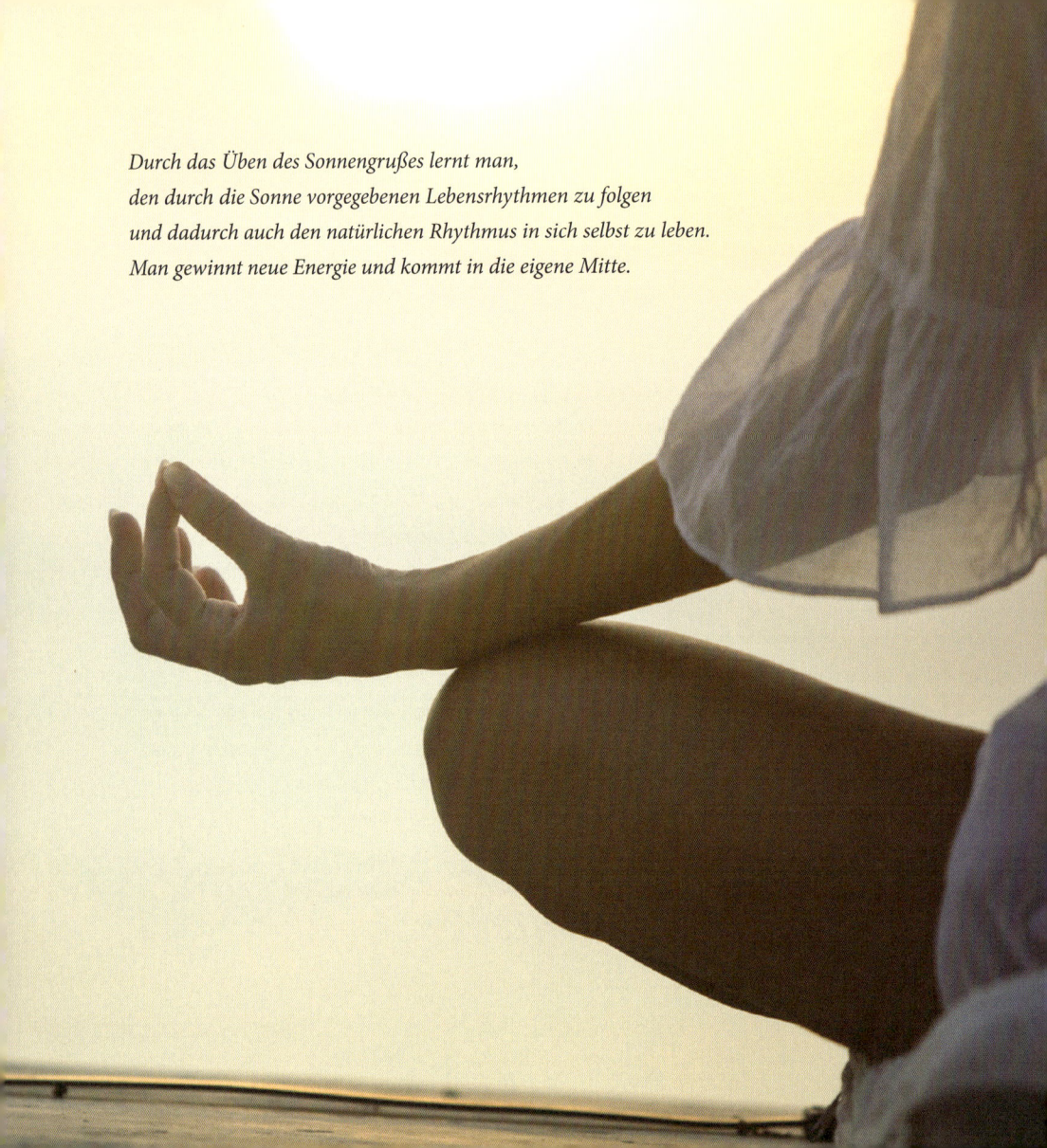

Durch das Üben des Sonnengrußes lernt man,
den durch die Sonne vorgegebenen Lebensrhythmen zu folgen
und dadurch auch den natürlichen Rhythmus in sich selbst zu leben.
Man gewinnt neue Energie und kommt in die eigene Mitte.

Yoga und Gehirn

Wir nutzen in unserem gegenwärtigen evolutionären Stadium nur einen Bruchteil unseres Gehirns und können seine gesamte Kapazität noch nicht einsetzen. Doch die gute Nachricht lautet: Durch das Praktizieren von Yoga kann man Gehirnareale, die bisher brach lagen, zum Leben erwecken. Die Neurowissenschaft hat nachgewiesen, dass durch regelmäßige Yogapraxis neue Muster im Gehirn entstehen, weil sich durch Yoga und Meditation neue Nervenzellen bilden. Dieser Vorgang wird als Neurogenese bezeichnet.

In nur zwei Monaten können die neuronalen Funktionen des Gehirns durch Yoga grundlegend verändert werden. Einzelne Nervenzellen können sich sogar innerhalb von wenigen Tagen verändern. Natürlich hängen diese Prozesse auch vom Alter ab. Während das Gehirn eines jungen Menschen problemlos neuronale Verdrahtungen bilden kann, geht im Gehirn älterer Menschen diese Fähigkeit, die so genannte Neuroplastizität, immer stärker zurück.

Deshalb ist es gerade auch für ältere Menschen wichtig, eine sanfte Yogapraxis wie den Sonnengruß regelmäßig durchzuführen. Denn dadurch wird die Körper-Gehirn-Interaktion merklich verbessert und das Gehirn bleibt länger funktionstüchtig, da die ungewohnten Bewegungsabläufe und Stellungen das Gehirn zu neuen Reaktionsmustern veranlassen.

> *Im Gehirn passiert enorm viel, wenn man meditiert und beispielsweise Techniken wie Yoga praktiziert. Die Teile des Gehirns, die für die innere Wahrnehmung zuständig sind, werden aktiver, während die Teile des Gehirns, die für die Wahrnehmung des Egos zuständig sind, weniger aktiv werden. Auch die Aktivität der emotionalen Zentren wird durch Mediation und Konzentration verstärkt.*
>
> DR. ANDREW NEWBERG

Die zwölf Stellungen

So können Sie den Sonnengruß optimal für sich nutzen

- Überlegen Sie vor dem Üben, welchen Nutzen Sie daraus ziehen möchten.

- Legen Sie fest, wann und wie oft Sie üben wollen und bleiben Sie dann möglichst dabei.

- Schaffen Sie sich eine Umgebung in der Sie sich wohlfühlen.

- Deklarieren Sie Ihre Übungszeit als „heilig". Lassen Sie sich von niemandem dabei stören.

- Üben Sie den Sonnengruß als ein Ritual, das Ihnen täglich neue Energie und Kraft gibt.

- Seien Sie sich bewusst, dass Sie durch das Praktizieren Ihre Lebensqualität und Gesundheit nachhaltig verbessern.

Der Sonnengruß besteht aus zwölf Stellungen, von denen jede auf die vorhergehende abgestimmt und mit dem Atem verbunden ist. Auf eine Einatmung folgt eine Ausatmung und umgekehrt. Zweimal zwölf Stellungen, also insgesamt vierundzwanzig, ergeben einen kompletten Zyklus.

Man kann den Sonnengruß auf verschiedene Weise ausführen: langsam, fließend oder dynamisch. Wenn man langsam übt, dabei tief ein- und ausatmet und eine Zeitlang in den Stellungen verharrt, hat dies den Vorteil, dass man jede Stellung bewusst wahrnimmt und ihre Wirkung konkret spürt. Idealerweise geht man fließend von einer Stellung in die andere über, sobald man die einzelnen Haltungen gut beherrscht. Die Geschwindigkeit bestimmten Sie selbst. Übt man den Sonnengruß schnell und dynamisch, wird er zu einem wirkungsvollen Power-Workout.

> **Tipp:** Sie können den meditativen und den dynamischen Aspekt des Sonnengrußes miteinander verbinden, indem Sie mit einigen langsamen Runden beginnen, denen einige dynamische Runden folgen. Nach und nach können Sie die Anzahl der Runden erhöhen. Es sollte aber immer die gleiche Anzahl von Sonnengrüßen bei der langsamen und bei der dynamischen Variante sein.

So bereiten Sie sich vor

Machen Sie diese kurze Bewusstseinsübung, bevor Sie mit dem eigentlichen Sonnengruß beginnen. Sie dauert nur 1 bis 2 Minuten, ist aber sehr nützlich, da sie die Körperwahrnehmung trainiert und Sie auf den Sonnengruß einstimmt.

- Stehen Sie mit leicht geöffneten Beinen und aufrechter Wirbelsäule auf dem Boden.
- Lassen Sie die Arme entspannt an den Seiten hängen und schließen Sie die Augen.
- Konzentrieren Sie sich auf die Spitze des Kopfes und gehen Sie von dort aus mit Ihrem Bewusstsein langsam durch den Körper bis zu den Fußsohlen.
- Spüren Sie die verschiedenen Körperteile und die inneren Organe. Wenn Sie irgendwo eine Anspannung wahrnehmen, atmen Sie ruhig und tief in die entsprechende Stelle ein und aus.
- Lassen Sie jegliche Anspannung mit dem Ausatmen los und nehmen Sie wahr, wie Sie sich in diesem Moment fühlen.
- Lächeln Sie und entspannen Sie dabei den Unterkiefer.
- Konzentrieren Sie sich auf Ihre Fußsohlen und lassen Sie alle Spannungen durch die Füße in den Boden fließen.

Tipp: Sie können am Anfang des Sonnengrußes auch eine Affirmation aussprechen, um ihn noch effektiver zu machen. Wenn Sie diese laut aussprechen, wirkt sie noch stärker. Der Geist wird wach und Sie geben Ihrer Yogapraxis eine konkrete Richtung. Eine solche Affirmation könnte lauten: *„Ich mache heute meine Sonnengrüße mit Freude und Hingabe, um meinen Körper gesund zu erhalten und Kraft für diesen Tag zu tanken."* Oder: *„Heute übe ich mindestens sechs Runden, um meine Ausdauer zu verbessern und meine Willenskraft zu stärken."*

Chanten Sie dreimal die Silbe OM und beginnen Sie dann mit dem Sonnengruß.

Die heilige Silbe OM

Was war, was ist, was sein wird, das alles ist der Klang AUM. Und was jenseits der drei Zeiten ist – auch das ist der Klang AUM.

MANDUKYA-UPANISHAD

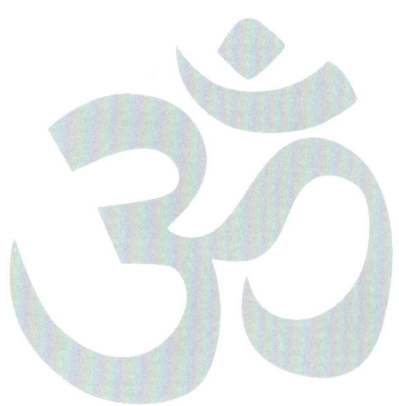

OM gilt als der kosmische Urlaut aus dem sich das gesamte Universum entfaltet hat. Eigentlich besteht die Silbe aus den drei Buchstaben A U M. Die drei Bögen stehen für verschiedene Bewusstseinszustände. Der obere Bogen entspricht dem A und symbolisiert den Wachzustand. Der untere entspricht dem U und symbolisiert den Traumzustand. Der aus der Mitte hervorgehende Bogen entspricht dem M und symbolisiert den Tiefschlaf. Der Halbmond ist ein Symbol für Maya, den Schleier der Illusion. Der Punkt im Halbmond steht für die Transzendenz.

Mit Asanas Körper und Geist strukturieren

Der Sanskritname Asana bedeutet „Sitz". Im Hatha-Yoga werden damit die unterschiedlichen Körperhaltungen bezeichnet. Es gibt viele verschiede Asanas. In den alten Yoga-Schriften werden sage und schreibe 84.000 verschiedene Yogahaltungen erwähnt. Doch es wird nur eine kleine Auswahl dieser Stellungen praktiziert. Asanas wie z.B. Drehsitz, Baum, Fisch, Krieger, Kobra usw. sorgen für körperliche Geschmeidigkeit, vitale Kraft und eine gute Körperbeherrschung. Der Sonnengruß nimmt eine Sonderstellung ein. Er gehört streng genommen nicht zu den Asanas, wird aber oft als eine solche betrachtet. Dem indischen Yogatherapeuten A. G. Mohan zufolge sollen Yogastellungen drei Dinge fördern:

▲ Strukturelles Wohlbefinden: Dazu gehören Kraft, Beweglichkeit, Skelettausrichtung und neuromuskuläre Koordination.

▲ Physiologisches Wohlbefinden: Das bedeutet, dass die Körperfunktion optimal sein sollte.

▲ Psychologisches Wohlbefinden: Es entsteht durch einen klaren und ausgeglichenen Geist.

1 Gebetshaltung – Pranamasana

Ich ruhe in mir selbst

Diese Haltung ist die erste und letzte im Zyklus des Sonnengrußes. Sie steht für den Sonnenaufgang und den Sonnenuntergang. Die Hände sind vor der Brust gefaltet. Die rechte Hand entspricht der Sonne, die linke dem Mond. Diese Haltung symbolisiert die ursprüngliche Einheit und die Verbindung des weiblichen und männlichen Prinzips.

Atmung: normal

So üben Sie:

- Stellen Sie sich aufrecht hin und bringen Sie die Füße zusammen. Die Arme hängen locker seitlich am Körper.
- Stellen Sie sich vor, dass eine senkrechte Linie vom Scheitel durch den Körper bis zu den Füßen verläuft, die fest im Boden verankert sind.
- Führen Sie die Hände zur Brust, bis sich die Handflächen berühren. Atmen Sie ruhig ein und aus.
- Gehen Sie von den Zehen aus mit Ihrer Aufmerksamkeit durch den gesamten Körper bis hinauf zum Scheitel.
- Spannen Sie dann den Körper leicht an, atmen Sie ein und halten Sie die Luft kurz an.
- Lassen Sie die Spannung mit dem Ausatmen wieder los.
- Atmen Sie einige Male tief ein und aus und stellen Sie sich dabei vor, wie Sie Ihr ganzes Wesen der Sonne öffnen.

Das gewinnen Sie:

Körperlich: Diese Haltung entspannt und beruhigt die Nerven.

Psychisch: Das Bewusstsein wird nach innen gelenkt und der Geist kommt zur Ruhe.

Darauf sollten Sie achten: Das Gesicht ist entspannt, der Kiefer ist locker, die Schultern sind entspannt, die Ellbogen leicht angehoben.

Die Konzentration ist im **Herzchakra.**

Sonnenmantra: Om Hram Mitraya Namah

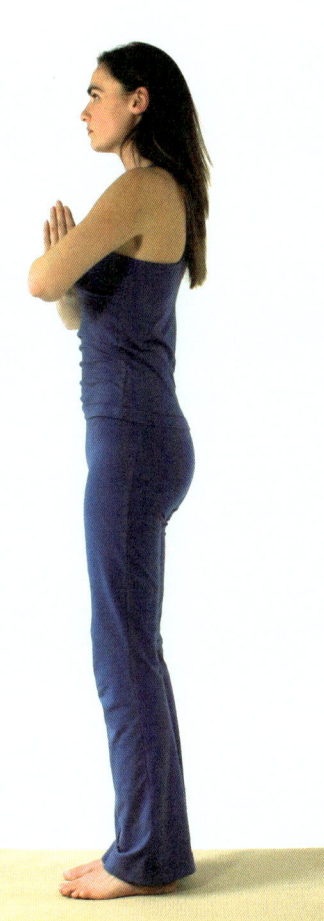

Om
Hram
Mitraya
Namah

2 Armstreckung – Hasta Uttanasana

Ich verbinde mich mit der Kraft der Sonne

Mit dieser Haltung öffnen wir uns dem Himmel und sind gleichzeitig in der Erde verwurzelt. Die weite Öffnung des Brustkorbs symbolisiert Offenheit und die Bereitschaft, etwas Neues zuzulassen.

Atmung: einatmen

So üben Sie:

⌃ Atmen Sie ein und strecken Sie beide Arme weit über den Kopf.

⌃ Die Handflächen sind nach oben gerichtet, Kopf und Oberkörper sind so weit wie möglich nach hinten gebeugt.

⌃ Die Arme sind schulterbreit voneinander entfernt, die Füße sind geschlossen.

⌃ Ziehen Sie den Bauchnabel nach innen, sodass die Bauchmuskeln etwas angespannt sind.

⌃ Ziehen Sie das Steißbein etwas nach unten, das Schambein nach oben.

⌃ Das Gesäß ist angespannt.

Das gewinnen Sie:

Körperlich: Die gesamte Vorderseite wird gestreckt. Die Arm- und Schultermuskeln werden trainiert, die Wirbelsäulennerven aktiviert.

Psychisch: Durch das weite Öffnen des Brustraums gewinnen Sie mehr Selbstvertrauen.

Darauf sollten Sie achten: Wölben Sie den Rücken nur so weit nach hinten, wie es Ihnen problemlos möglich ist. Überdehnen Sie sich nicht.

Die Konzentration ist im **Halschakra.**

Sonnenmantra: Om Hrim Ravaye Namah

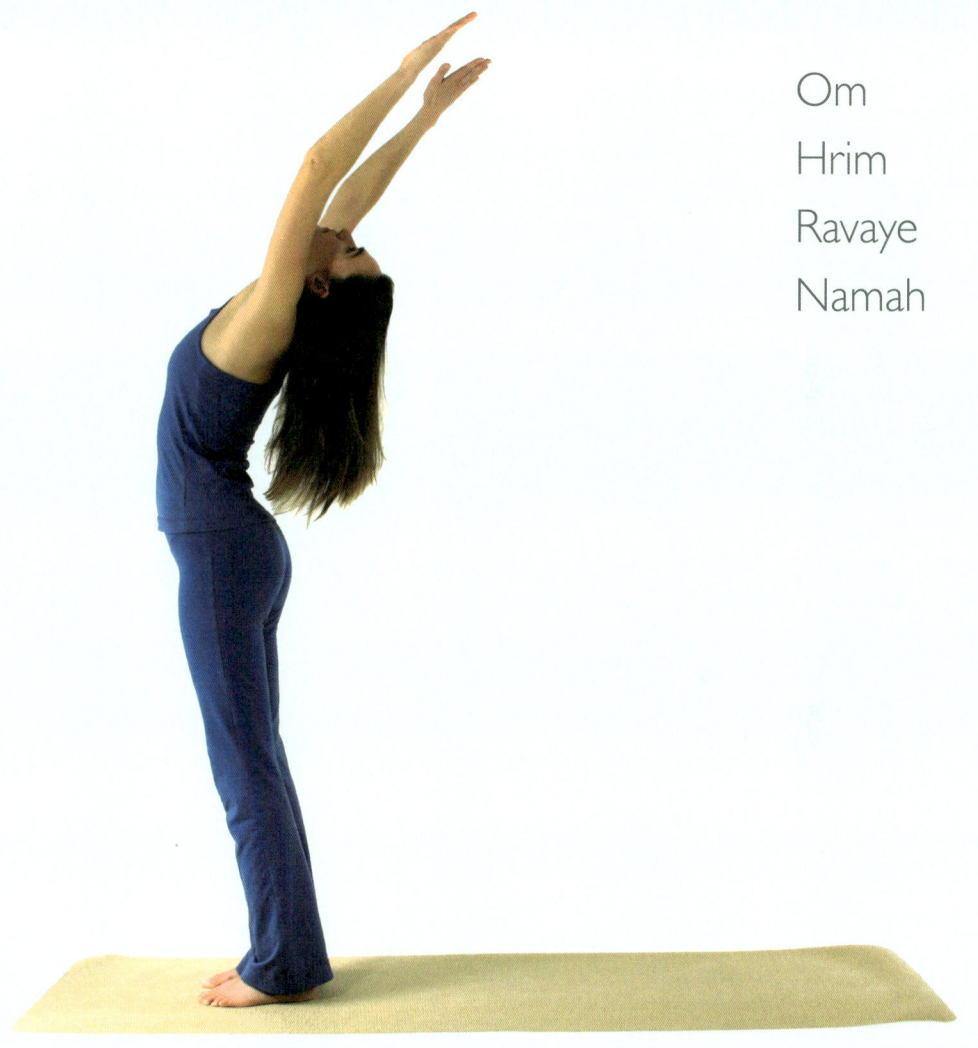

Om
Hrim
Ravaye
Namah

3 Hand-Fuß-Haltung – Padahastasana

Ich verneige mich vor der Schöpfung

Durch diese Umkehrhaltung lernen Sie loszulassen und sich dem Fluss des Lebens anzuvertrauen. Bei den Haltungen 3 bis 10 bleiben die Hände stets am gleichen Platz!

Atmung: ausatmen

So üben Sie:
- Beugen Sie sich von der Leiste aus nach vorn bis die Handflächen neben den Füßen den Boden berühren.
- Die Knie sind durchgestreckt oder evtl. leicht gebeugt.
- Atmen Sie tief aus, sodass möglichst viel Luft aus den Lungen gepresst wird.
- Die Fingerspitzen sind in einer geraden Linie mit den Zehen.
- Ziehen Sie den Kopf so weit wie möglich in Richtung Knie und spannen Sie den Po leicht an.

Das gewinnen Sie:
Körperlich: Die gesamte Rückseite des Körpers wird gedehnt und der untere Rücken entlastet. Die Durchblutung des Gehirns wird gefördert, der Blutdruck reguliert, das Nervensystem gestärkt, der Lymphfluss verbessert.
Psychisch: Diese Haltung lenkt das Bewusstsein nach innen. Sie hilft bei negativen Stimmungen und Depressionen.

Darauf sollten Sie achten: Die Beugung geht von der Leiste aus, die Wirbelsäule bleibt gestreckt. Bei Rückenproblemen nicht zu weit nach vorne beugen! Die Knie sind idealerweise durchgestreckt.

Die Konzentration ist im **Kreuzbeinchakra.**

Sonnenmantra: Om Hrum Suryaya Namah

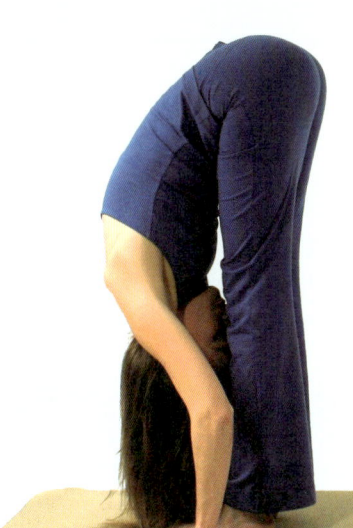

Om
Hrum
Suryaya
Namah

4 Die Reiterhaltung – Ashwa Sanchalanasana

Ich richte den Blick zur Sonne

Mit dieser Haltung richten wir den Blick nach oben, nehmen die Sonnenkräfte bewusst in uns auf und wenden uns offen und mutig dem Leben zu.

Atmung: einatmen

So üben Sie:

- ⌃ Beugen Sie mit dem Einatmen das linke Knie und strecken Sie das rechte Bein so weit wie möglich nach hinten.
- ⌃ Lassen Sie das Kreuzbein nach unten sinken, die Hüfte bleibt parallel ausgerichtet.
- ⌃ Schieben Sie das Becken nach vorn und wölben Sie die Wirbelsäule nach innen.
- ⌃ Ziehen Sie den Nacken in Verlängerung der Wirbelsäule lang.
- ⌃ Richten Sie den Blick nach oben.

Das gewinnen Sie:

Körperlich: Die Oberschenkelmuskulatur wird optimal gedehnt und die ganze Vorderseite des Körpers wird bis zum Kopf gestreckt. Auch der gesamte Beckenbereich wird gedehnt, da das Becken nach unten und vorn gezogen wird.

Psychisch: Sie gewinnen mehr innere Flexibilität und können Ängste loslassen. Das Ajna-Chakra wird stimuliert, was zu einer klareren Wahrnehmung im Dritten Auge führt. Dadurch wird die Intuition gestärkt.

Darauf sollten Sie achten: Die Arme sind gestreckt, die Ellbogen sind gerade. Der Nacken ist weit nach hinten gebeugt. Das Becken sinkt in Richtung Boden.

Die Konzentration ist im **Stirnchakra.**

Sonnenmantra: Om Hraim Bhanave Namah

Om
Hraim
Bhanave
Namah

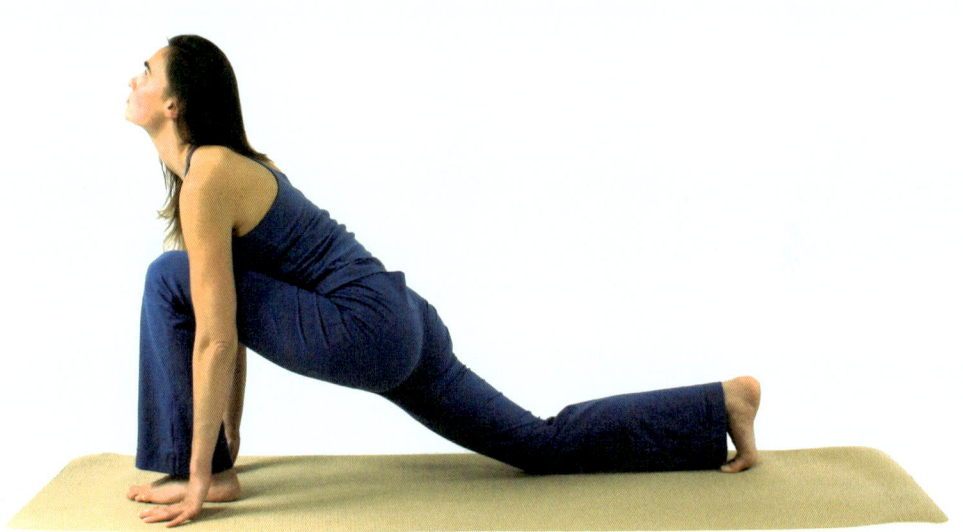

5 Herabschauender Hund – Adho Mukha Svanasana

Ich bin im Gleichgewicht

In dieser Haltung beschreibt der Körper ein umgekehrtes V und bildet ein Dreieck mit dem Boden. Durch diese ausgeglichene Haltung kommt der Geist zur Ruhe.

Atmung: ausatmen

So üben Sie:

⌃ Bringen Sie das linke Bein neben das rechte, die gespreizten Hände sind fest am Boden.

⌃ Strecken Sie die Hüften möglichst weit nach oben und senken Sie den Kopf zwischen die Arme nach unten.

⌃ Drücken Sie die Fersen in Richtung Boden, die Beine sind gestreckt, der Blick geht in Richtung Knie.

⌃ Drücken Sie das Kinn gegen das Schlüsselbein.

Das gewinnen Sie:

Körperlich: Der gesamte Rücken wird gedehnt und die Schultern werden beweglicher. Die Beine und die Fußgelenke sowie die Arme und die Handgelenke werden gekräftigt.

Psychisch: Das Nervensystem wird angeregt. Stress und depressive Verstimmungen werden gelindert.

Darauf sollten Sie achten: Die Arme sind gestreckt, die Ellbogen gerade. Das Gewicht ist möglichst gleichmäßig auf Arme und Beine verteilt.

Die Konzentration ist im **Halschakra.**

Sonnenmantra: Om Hraum Khagaya Namah

Variante – die Bretthaltung
Alternativ ist bei Position 5 auch die Bretthaltung (Chatturanga Dandasana) möglich. Dabei sind beide Beine wie im Liegestütz nach hinten gestreckt, die Arme stützen den Körper, sodass er eine gerade Linie bildet. Bei dieser Haltung wird der gesamte Körper gekräftigt. Sie vertreibt Müdigkeit.

Om
Hraum
Khagaya
Namah

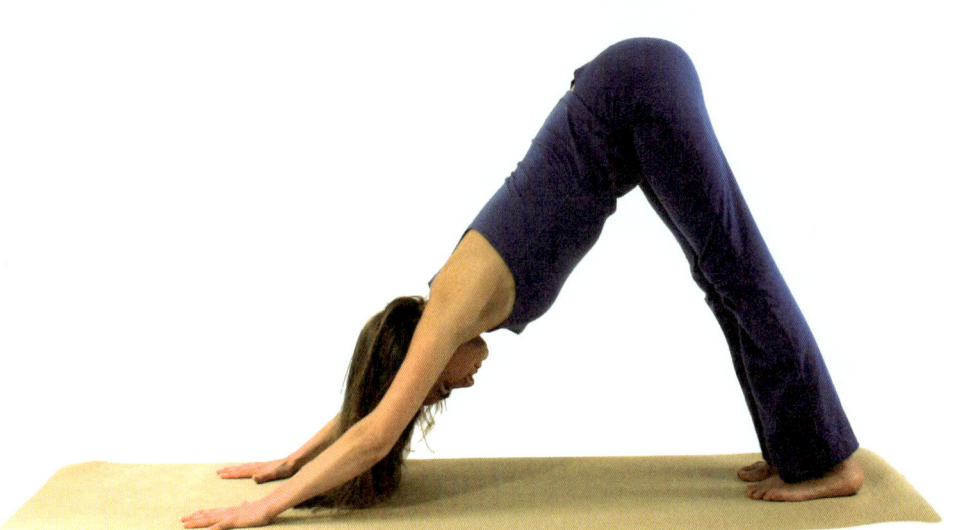

6 Der Gruß mit acht Gliedern – Ashtanga Namaskara

Ich gebe mich der Erde hin

Bei dieser Haltung berühren folgende Körperteile den Boden: Das Kinn, die Hände, die Brust, die Knie und die Zehen. Der Solarplexus, das innere Sonnenzentrum, wird stark angeregt.

Atmung: Atem anhalten

So üben Sie:
- Beugen Sie die Arme und setzen Sie die Knie auf den Boden.
- Hände, Kinn, Brust, Knie und Zehen berühren den Boden, Bauch und Hüften aber nicht.
- Die Ellbogen zeigen nach oben und liegen eng am Körper.
- Die Wirbelsäule ist nach innen gewölbt, die Zehenspitzen berühren den Boden.

Das gewinnen Sie:
Körperlich: Bein- und Armmuskeln und die Handgelenke werden gestärkt. Spannungen in Nacken und Schultern werden verringert.
Psychisch: In Nacken und Schultern festgehaltener Stress wird reduziert.

Darauf sollten Sie achten: Unterleib und Hüften sollen möglichst weit vom Boden entfernt sein.

Die Konzentration ist im **Nabelchakra.**

Sonnenmantra: Om Hraha Pushne Namah

Bei dieser Stellung atmen Sie von der Haltung 5 ausgehend zunächst vollständig aus, sodass die Lungen völlig leer sind. Halten Sie den Atem dann in Stellung 6 kurz an.

Om
Hraha
Pushne
Namah

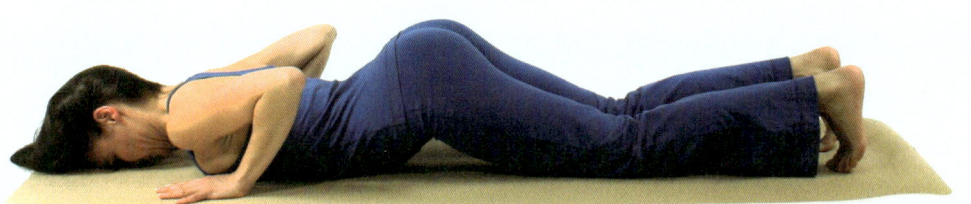

7 Die Kobra – Bhujangasana

Ich richte mich mit Würde auf

Diese Haltung ist sehr belebend, da durch den aufgerichteten Oberkörper und hoch erhobenen Kopf das Prana mit dem Einatmen mühelos nach oben fließt.

Atmung: einatmen

So üben Sie:
- Legen Sie die Hände unter die Schultern und die Stirn auf den Boden.
- Die Finger zeigen nach vorne, die Daumen haben einen Winkel von 90 Grad.
- Atmen Sie ein und ziehen Sie den Oberkörper von der Taille aus nach oben.
- Öffnen Sie den Brustkorb und ziehen die Schultern nach hinten.
- Beugen Sie den Kopf nach hinten, der Blick ist nach oben gerichtet.
- Halten Sie Fersen, Beine und Knie zusammen.

Das gewinnen Sie:
Körperlich: Der Brustkorb wird geweitet, die Schultern werden gedehnt und die Kinnmuskulatur gestärkt. Insbesondere die Brustwirbel werden gekräftigt. Das Gesäß wird gefestigt und die Verdauung angeregt.
Psychisch: Diese Haltung hat eine belebende Wirkung auf den Geist.

Darauf sollten Sie achten: Die Schultern sind zurückgezogen. Gehen Sie nur so weit in die Stellung, dass der untere Rücken nicht schmerzt. Die Aufrichtung geschieht nicht durch die Arme, sondern durch die Rückenmuskulatur.

Die Konzentration ist im **Kreuzbeinchakra.**

Sonnenmantra: Om Hram Hiranyagarbhaya Namah

Die Haltungen 8 bis 12 sind mit kleinen Abweichungen Wiederholungen der Haltungen 1 bis 5. In der Haltung 4, Reiterhaltung, wird zuerst das rechte Bein nach hinten gestreckt und das linke Knie gebeugt, während in Haltung 9 das rechte Knie gebeugt und das linke Bein gestreckt ist.

Om
Hram
Hiranyagarbhaya
Namah

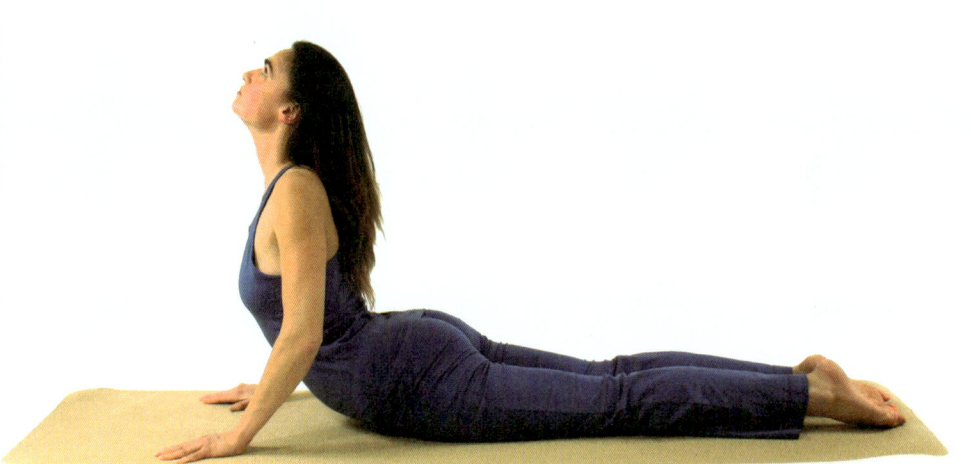

8 Herabschauender Hund – Adho Mukha Svanasana

Ich bin im Gleichgewicht

In dieser Haltung beschreibt der Körper ein umgekehrtes V und bildet ein Dreieck mit dem Boden. Durch diese ausgeglichene Haltung kommt der Geist zur Ruhe.

Atmung: ausatmen

So üben Sie:
- Heben Sie die Hüften so weit nach oben wie möglich.
- Senken Sie den Kopf zwischen die Arme nach unten.
- Drücken Sie die Fersen in Richtung Boden, die Beine sind gestreckt, der Blick geht in Richtung Knie.
- Drücken Sie das Kinn gegen das Schlüsselbein.

Das gewinnen Sie:
Körperlich: Der gesamte Rücken wird gedehnt und die Schultern werden beweglicher. Die Beine und die Fußgelenke sowie die Arme und die Handgelenke werden gekräftigt.
Psychisch: Das Nervensystem wird angeregt. Stress und depressive Verstimmungen werden gelindert. Der Geist wird nach innen gerichtet. Innere Stabilität und psychisches Gleichgewicht werden gefördert.

Darauf sollten Sie achten: Die Arme sind gestreckt, die Ellbogen gerade. Das Gewicht ist möglichst gleichmäßig auf Arme und Beine verteilt.

Die Konzentration ist im **Halschakra.**

Sonnenmantra: Om Hrim Marichaye Namah

Om
Hrim
Marichaye
Namah

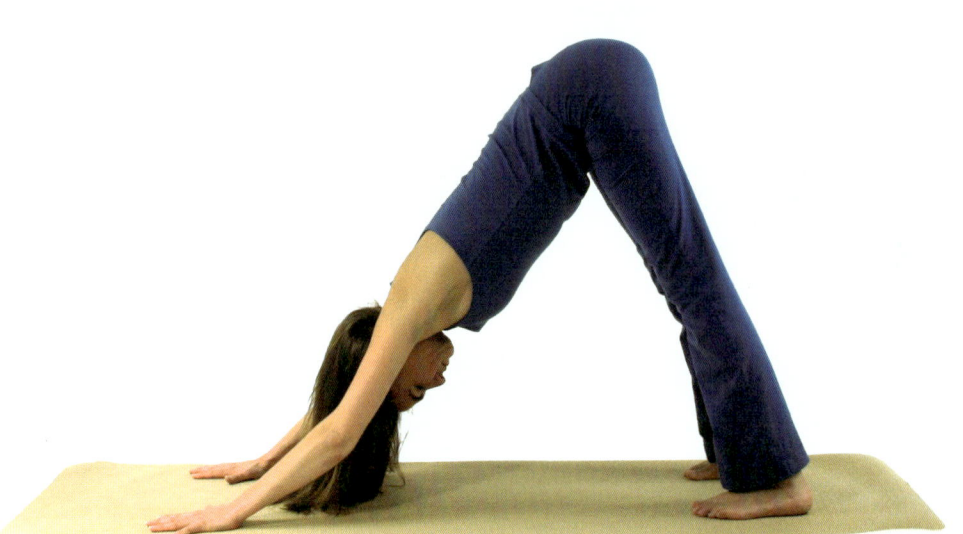

9 Reiterhaltung – Ashwa Sanchalanasana

Ich richte den Blick zur Sonne

Mit dieser Haltung richten wir den Blick nach oben, nehmen die Sonnenkräfte bewusst in uns auf und wenden uns offen und mutig dem Leben zu.

Atmung: einatmen

So üben Sie:

⌃ Bringen Sie den rechten Fuß zwischen die Hände und beugen Sie das rechte Knie.

⌃ Strecken Sie das linke Bein so weit wie möglich nach hinten.

⌃ Das linke Knie berührt den Boden, die Zehen sind flach am Boden.

⌃ Drücken Sie das Becken nach vorn und wölben Sie die Wirbelsäule nach innen.

⌃ Der Blick ist nach oben gerichtet.

Das gewinnen Sie:

Körperlich: Die Oberschenkelmuskulatur wird optimal gedehnt und die gesamte Vorderseite des Körpers gestreckt.

Psychisch: Sie gewinnen mehr innere Flexibilität und können Ängste loslassen.

Darauf sollten Sie achten: Die Arme sind gestreckt. Der Nacken ist weit nach hinten gebeugt, die Ellbogen sind gerade. Das Becken sinkt in Richtung Boden.

Die Konzentration ist im **Stirnchakra.**

Sonnenmantra: Om Hrum Adityaya Namah

Om
Hrum
Adityaya
Namah

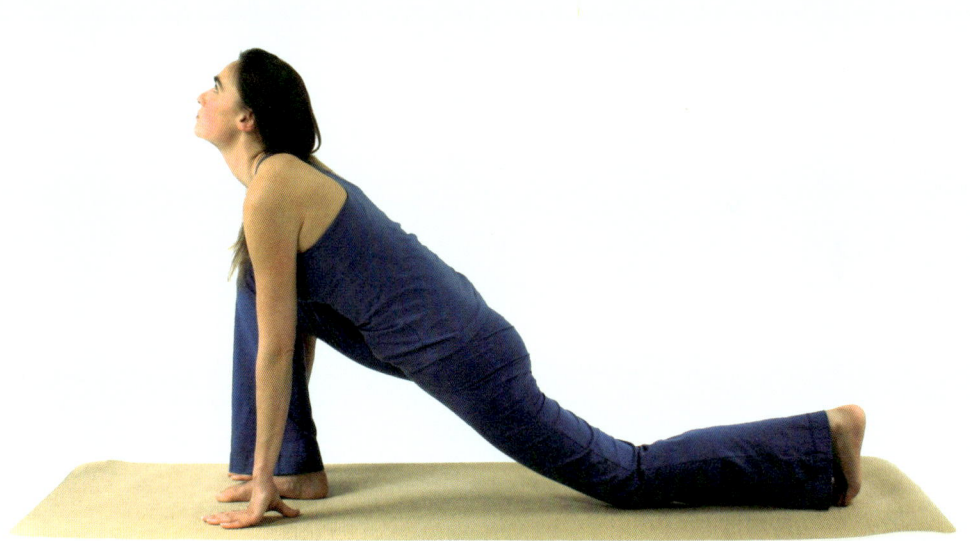

10 Hand-Fuß-Haltung – Padahastasana

Ich verneige mich vor der Schöpfung

Durch diese Umkehrhaltung lernen Sie loszulassen und sich dem Fluss des Lebens ohne Vorbehalte anzuvertrauen.

Atmung: ausatmen

So üben Sie:

- Bringen Sie den linken Fuß zwischen die Hände.
- Die Knie sind durchgestreckt oder evtl. leicht gebeugt.
- Atmen Sie tief aus, sodass möglichst viel Luft aus den Lungen gepresst wird.
- Die Fingerspitzen sind in einer geraden Linie mit den Zehen.
- Ziehen Sie den Kopf so weit wie möglich in Richtung Knie und spannen Sie den Po leicht an.
- Beugen Sie sich aus der Leiste nach vorn.

Das gewinnen Sie:

Körperlich: Die gesamte Rückseite des Körpers wird gedehnt und der Kopf gut durchblutet. Das Nervensystem wird gestärkt.

Psychisch: Diese Haltung lenkt das Bewusstsein nach innen. Sie hilft bei negativen Stimmungen und Depressionen.

Darauf sollten Sie achten: Die Beugung geht von der Leiste aus, die Wirbelsäule bleibt gestreckt. Bei Rückenproblemen nicht zu weit nach vorne beugen! Die Knie sind idealerweise durchgestreckt.

Die Konzentration ist im **Kreuzbeinchakra.**

Sonnenmantra: Om Hraim Savitre Namah

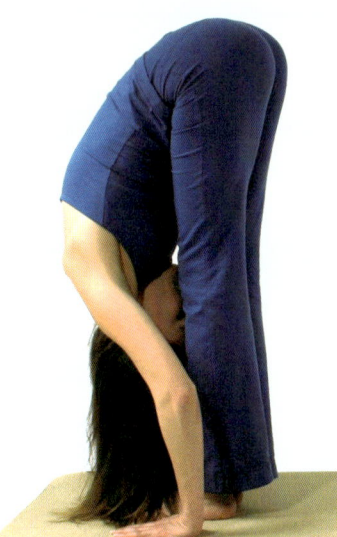

Om
Hraim
Savitre
Namah

11

Armstreckung – Hasta Uttanasana

Ich verbinde mich mit der Kraft der Sonne

Mit dieser Haltung öffnen wir uns dem Himmel und sind gleichzeitig in der Erde verwurzelt. Die weite Öffnung des Brustkorbs symbolisiert Offenheit und die Bereitschaft, etwas Neues zuzulassen.

Atmung: einatmen

So üben Sie:

⌃ Atmen Sie ein und strecken Sie beide Arme weit über den Kopf.

⌃ Die Handflächen sind nach oben gerichtet, Kopf und Oberkörper sind nach hinten gebeugt.

⌃ Halten Sie die Arme in Schulterbreite voneinander entfernt.

⌃ Die Füße sind geschlossen oder stehen leicht auseinander.

⌃ Das Gesäß ist angespannt.

Das gewinnen Sie:

Körperlich: Die gesamte Vorderseite wird gestreckt. Die Arm- und Schultermuskeln werden trainiert, die Wirbelsäulennerven aktiviert.

Psychisch: Durch das weite Öffnen des Brustraums gewinnen Sie mehr Selbstvertrauen.

Darauf sollten Sie achten: Wölben sie den Rücken nur so weit nach hinten, wie es Ihnen problemlos möglich ist. Überdehnen Sie sich nicht.

Die Konzentration ist im **Halschakra.**

Sonnenmantra: Om Hraum Arkaya Namah

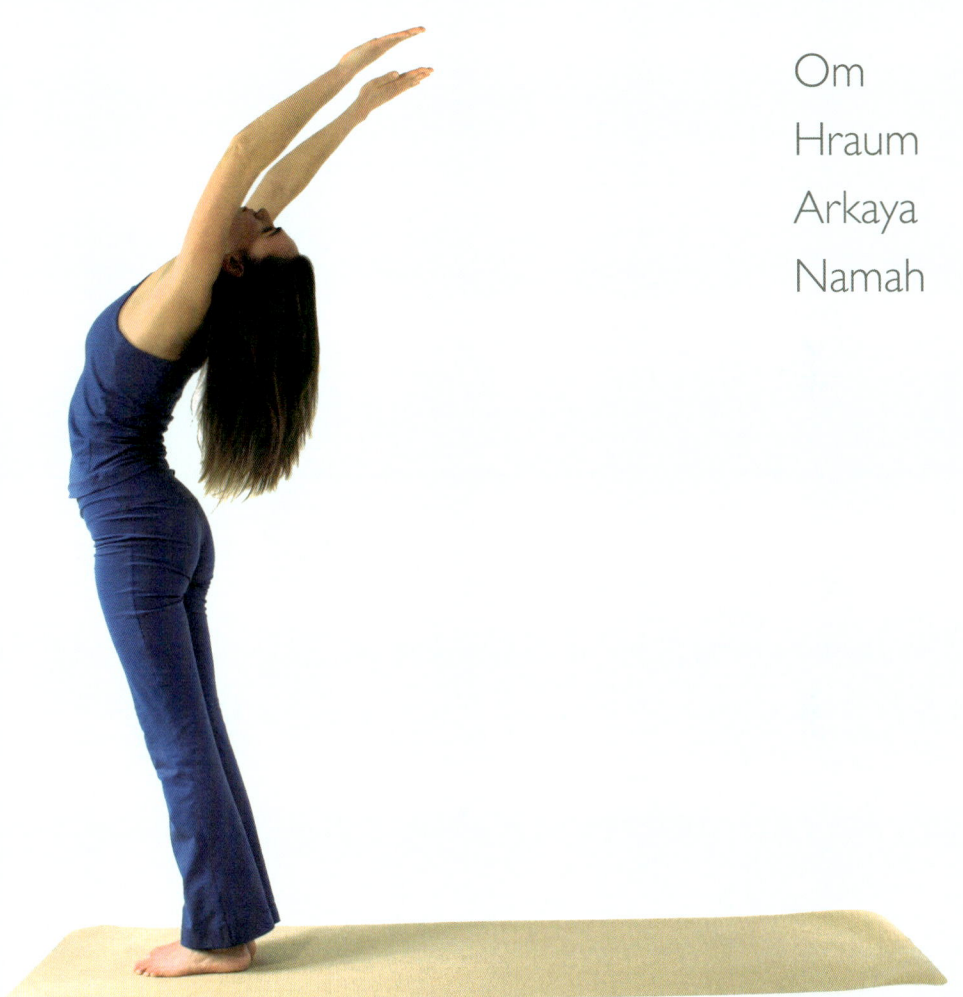

Om
Hraum
Arkaya
Namah

12 Gebetshaltung – Pranamasana

Ich ruhe in mir selbst

Spüren Sie für einige Augenblicke die Einheit mit dem Kosmos und das Angekommensein bei sich selbst, bevor Sie mit der nächsten Runde beginnen.

Atmung: normal

So üben Sie:

- Lassen Sie die Arme sinken und legen Sie die Hände vor der Brust aneinander.
- Fühlen, Sie wie die Energie, die Sie beim Üben aufgenommen haben, Ihren Körper durchströmt.
- Gehen Sie nun von den Zehen aus mit Ihrer Aufmerksamkeit durch den ganzen Körper bis hinauf zum Scheitel.
- Spannen Sie den Körper leicht an, atmen Sie ein und halten Sie die Luft kurz an.
- Lassen Sie die Spannung mit dem Ausatmen wieder los.
- Atmen Sie einige Male tief ein und aus und stellen Sie sich dabei vor, wie Sie Ihr ganzes Wesen der Sonne öffnen.

Das gewinnen Sie:

Körperlich: Diese Haltung beruhigt die Nerven, bringt Entspannung und Ruhe.

Psychisch: Das Bewusstsein wird nach innen gelenkt.

Darauf sollten Sie achten: Es ist wichtig, dass Sie ganz gerade stehen. Das Gesicht ist entspannt, Kiefer und Schultern sind locker. Spüren Sie den Boden unter Ihren Füßen.

Die Konzentration ist im **Herzchakra.**

Sonnenmantra: Om Hraha Bhaskaraya Namah

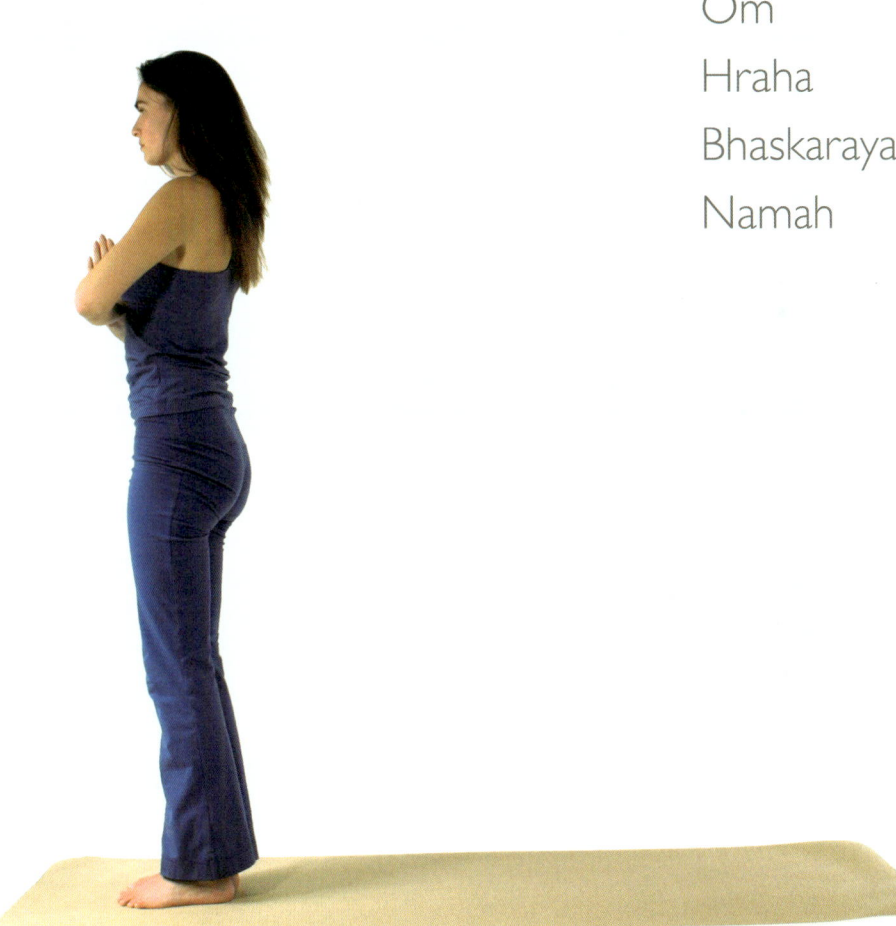

Om
Hraha
Bhaskaraya
Namah

Diese 12 Haltungen ergeben eine Runde.

In der zweiten Runde wird in Haltung 4 zuerst das linke Bein nach hinten gebracht statt des rechten wie in der ersten Hälfte. Ein ganzer Zyklus besteht aus 24 Haltungen.

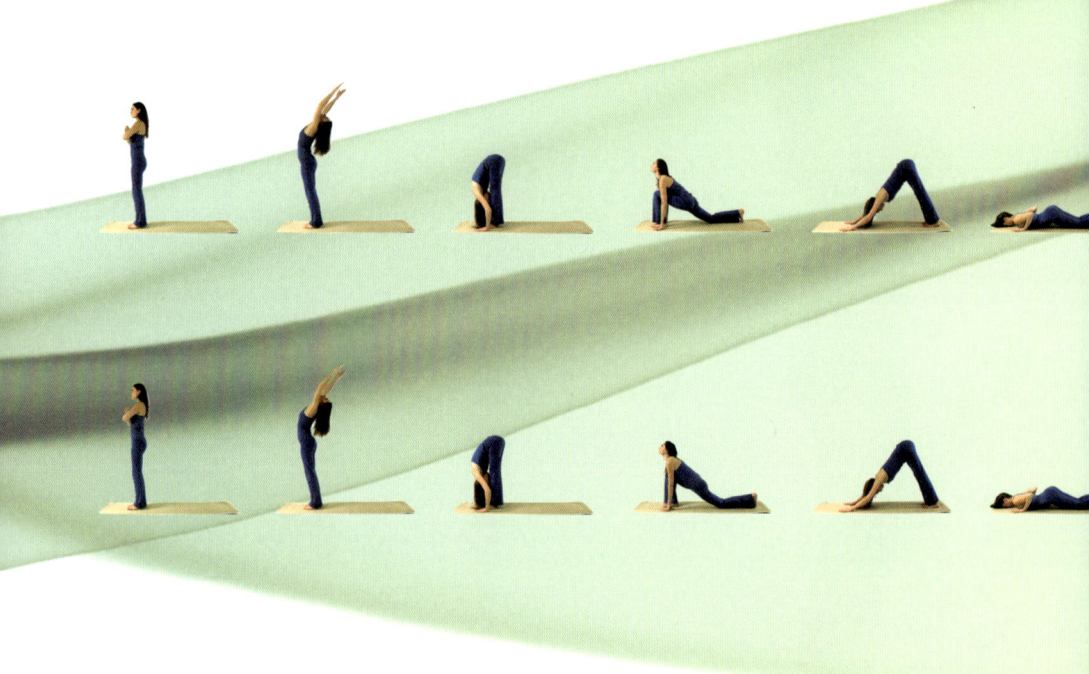

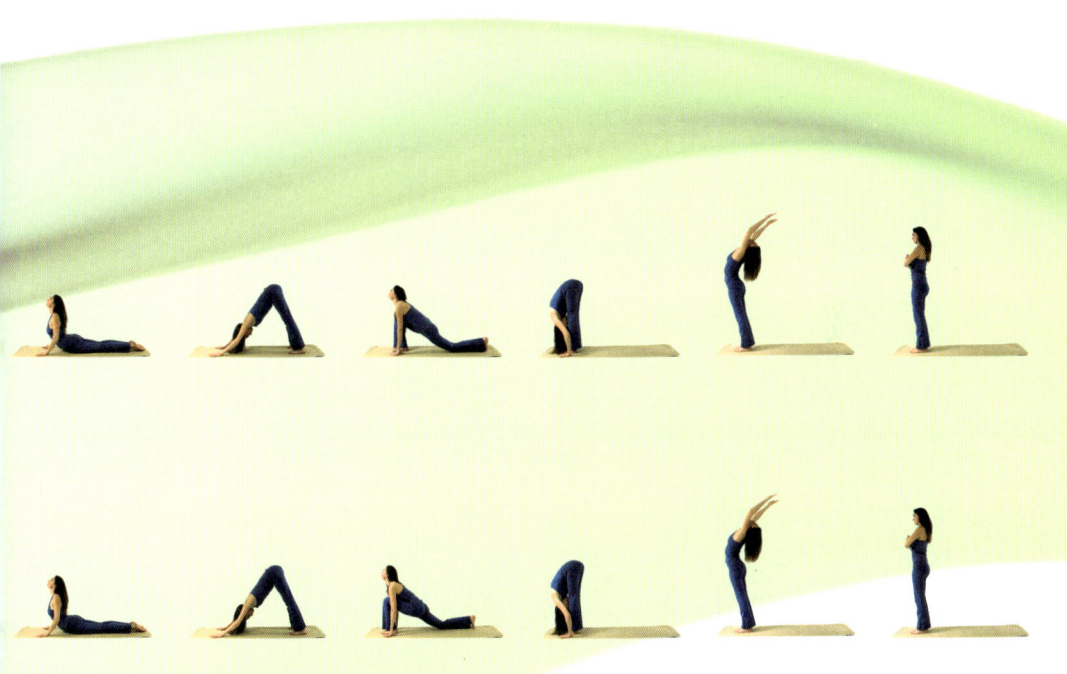

Tipp: Bleiben Sie am Ende eines Sonnengrußzyklus noch einige Sekunden mit geschlossenen Augen stehen. Spüren Sie nach, was sich in Ihrem körperlichen und geistigen Befinden verändert hat. Sie können abschließend das Gayatri-Mantra rezitieren bzw. auf der CD hören.

Endentspannung – Savasana

Nehmen Sie sich nach dem Üben auch noch etwas Zeit für Savasana, die „Totenstellung", in der Sie tief entspannen können. Erst durch diese Entspannung ziehen Sie den vollen Nutzen aus dem Übungszyklus, denn in Savasana wird die neu gewonnene Energie in Ihrem gesamten Organismus verankert. Während des Sonnengrußes wird das sympathische Nervensystem aktiviert, in Savasana das parasympathische Nervensystem. Dadurch kommt der Organismus wieder zur Ruhe.

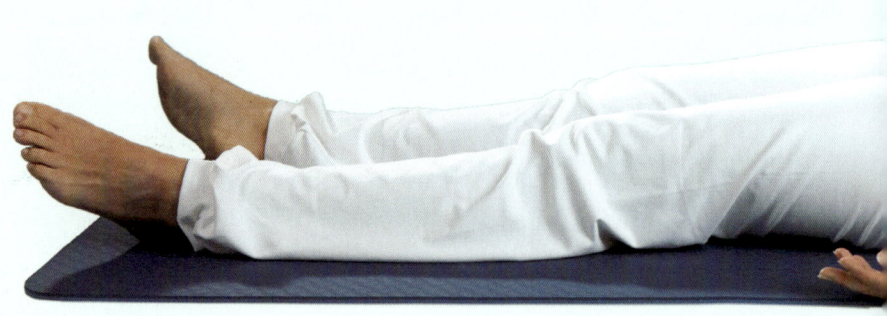

▲ Legen Sie sich auf den Rücken, die Arme liegen neben dem Körper am Boden, die Handinnenflächen zeigen nach oben. Die Beine sind in Schulterbreite gespreizt, die Fußspitzen fallen locker nach außen.

▲ Gehen Sie nun mit Ihrer Aufmerksamkeit durch die verschiedenen Körperteile. Mit dem Einatmen spannen Sie diese an, mit dem Ausatmen entspannen Sie sie. Um eine tiefe Entspannung zu erfahren, muss zuerst eine Anspannung erfolgen.

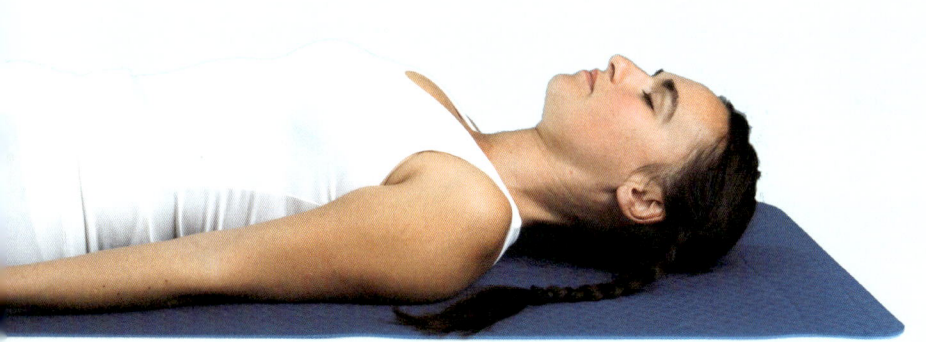

- Schließen Sie die Augen und atmen Sie tief in den Bauch ein und aus. Beim Einatmen hebt sich die Bauchdecke, beim Ausatmen senkt sie sich. Lassen Sie mit dem Ausatmen alle störenden Gedanken los.

- Spannen Sie das rechte Bein an und lassen Sie los.

- Spannen Sie das linke Bein an und lassen Sie los.

- Spannen Sie beide Beine an und lassen Sie los.

- Spannen Sie den rechten Arm an, machen Sie eine Faust und lassen Sie los.

- Spannen Sie den linken Arm an, machen Sie eine Faust und lassen Sie los.

- Spannen Sie beide Arme und Fäuste an und lassen Sie los.

- Spannen Sie das Gesäß an und lassen Sie los.

- Spannen Sie den gesamten Oberkörper an und lassen Sie los.

- Spannen Sie die Schultern an und lassen Sie los.

- Drücken Sie das Kinn leicht gegen das Brustbein und drehen Sie den Kopf zweimal langsam von Seite zu Seite.

- Lassen Sie den Kopf in der Mitte ruhen, spannen Sie die Hals- und Nackenmuskeln an und lassen Sie los.

- Spannen Sie sämtliche Gesichtsmuskeln fest an und lassen Sie los.

- Öffnen Sie den Mund, strecken Sie die Zunge ganz weit heraus. Zunge in den Mund nehmen und entspannen.

Autosuggestion für die inneren Organe:

- Ich entspanne meine Nieren. Meine Nieren sind entspannt.

- Ich entspanne meine Blase. Meine Blase ist entspannt.

- Ich entspanne meinen Darm. Mein Darm ist entspannt.

- Ich entspanne meine Leber. Meine Leber ist entspannt.

- Ich entspanne meinen Magen. Mein Magen ist entspannt.

- Ich entspanne meine Lungen. Meine Lungen sind entspannt.

- Ich entspanne mein Herz. Mein Herz ist entspannt.

- Ich entspanne mein Gehirn. Mein Gehirn ist entspannt.

- Bleiben Sie noch zwei Minuten liegen und atmen Sie tief in den Bauch ein und aus. Werden Sie sich dabei Ihres Atems bewusst.

TIPP: Achten Sie darauf, dass Ihnen bei der Endentspannung nicht kalt ist, sonst können Sie nicht tief entspannen. Bedecken Sie den Körper gegebenenfalls vom Hals bis zu den Füßen mit einer leichten Decke.

Die Chakren aktivieren

Beim Sonnengruß werden die Chakren, die psychischen Energiezentren im Inneren der Wirbelsäule, durch den auf sie ausgeübten Druck stimuliert. Dadurch werden die endokrinen Drüsen und die Nervengeflechte angeregt und in Harmonie gebracht. Konzentriert man sich beim Üben auf die einzelnen Chakren wird die psychische Wahrnehmung erhöht und die entsprechenden Körperregionen bekommen mehr Energie.

> **TIPP:** Führen Sie die einzelnen Haltungen, wenn Sie etwas Zeit haben, ganz langsam und achtsam aus und konzentrieren Sie sich eine Zeitlang auf die dazugehörigen Chakren. Spüren Sie dabei tief in den Körper hinein.

1 **Gebetshaltung** – (Pranamasana)- **Herz** (Anahata)

2 **Armstreckung** – (Hasta Uttanasana) – **Hals** (Vishuddha)

3 **Hand-Fußhaltung** – (Padahastasana) – **Kreuzbein** (Swadhisthana)

4 **Reiterhaltung** – (Ashwa Sanchalanasana) – **Stirn** (Ajna)

5 **Herabschauender Hund** – (Adho Mukha Savasana) – **Hals** (Vishuddha)

6 **Gruß mit acht Gliedern** – (Ashtanga Namaskara) – **Nabel** (Manipura)

7 **Kobra** – (Bhujangasana) – **Kreuzbein** (Swadhisthana)

8 **Herabschauender Hund** – (Adho Mukha Savasana) – **Hals** (Vishudda)

9 **Reiterhaltung** – (Ashwa Sanchalanasana) – **Stirn** (Ajna)

10 **Hand-Fußhaltung** – (Padahastasana) – **Kreuzbein** (Swadhisthana)

11 **Armstreckung** – (Hasta Uttanasana) – **Hals** (Vishuddha)

12 **Gebetshaltung** – (Pranamasana) – **Herz** (Anahata)

Sensibles Hormonsystem

Das endokrine Drüsensystem spielt eine wichtige Rolle bei der Koordination der einzelnen Körperfunktionen. Die endokrinen Drüsen erzeugen Hormone, die über das Blut und die Lymphe in die verschiedenen Organe gelangen. Die Hormone dienen als chemische Botenstoffe und regeln körperliche Vorgänge wie Stoffwechsel, Wachstum und Fortpflanzung. Auch bei der Reaktion des Körpers auf Stress oder gefährliche Situationen sind die Hormone im Spiel. Wenn diese aus der Balance geraten und starke Stimmungsschwankungen das Leben erschweren, sei es in der Pubertät, in den Wechseljahren, beim monatlichen Zyklus oder außergewöhnlichen Belastungen, ist das Üben des Sonnengrußes eine große Hilfe. Denn die 12 Haltungen wirken direkt auf das Hormonsystem. Insbesondere die Hypophyse (Hirnanhangdrüse), die alle anderen Drüsen reguliert, wird aktiviert.

Durch die Umkehrstellungen wie Hund und Vorwärtsbeuge wird die Epiphyse (Zirbeldrüse) stimuliert, die den Botenstoff Melatonin produziert. Dadurch werden das Gedächtnis und das Konzentrationsvermögen verbessert und das Immunsystem in Schwung gebracht sowie die Intuition geschult. Darüber hinaus werden durch das regelmäßige Üben des Sonnengrußes im menschlichen Organismus Bewegungsabläufe etabliert, die dem natürlichen Biorhythmus entsprechen. Dadurch können Stimmungsschwankungen ausgeglichen werden und der Biorhythmus reguliert sich nach kurzer Zeit.

Melatonin und Serotonin

Energie und Sonnenlicht stehen in direktem Zusammenhang. Licht ist gleichbedeutend mit viel Energie. Lichtmangel, der u. a. eine Unterversorgung mit dem lebenswichtigen Vitamin D nach sich zieht, führt zu körperlichem und psychischem Unwohlsein. Der Winterblues, in unseren Breitengraden im Winter mangels genügend Sonnenlicht weit verbreitet, ist mit dem Schlafhormon Melatonin verknüpft, das bei Dunkelheit im menschlichen Körper gebildet wird. Dadurch wird aber gleichzeitig die Bildung des Glückshormons Serotonin gehemmt, was depressive Verstimmungen, Angstgefühle und allgemeine Unzufriedenheit auslöst. Diesen Teufelskreis kann man nur durch genügend Sonnenlicht unterbrechen. Auch wenn die Sonne in den Wintermonaten nur selten zum Vorschein kommt, sollte man deshalb täglich einen längeren Spaziergang machen. Denn auch bei bedecktem Himmel gelangt noch viel Sonnenstrahlung durch die Wolkendecke, die über die Haut und die Augen in unseren Körper gelangt.

Prana – ultimatives Lebenselixier

Prana ist die Lebensenergie, die das ganze Universum und alle Lebewesen durchdringt. Ohne Prana existiert kein Leben. Je mehr Prana wir aufnehmen, desto gesünder und vitaler sind wir. Durch Atemübungen (Pranayama) kann man die Pranaaufnahme bewusst lenken und damit die Zellen beleben und regenerieren. Durch die Lenkung des Atems kann die Lebensenergie frei durch die Nadis, die feinstofflichen Energiekanäle, strömen. Das Praktizieren der Yoga-Atemübungen bringt den Geist zur Ruhe, reinigt den Körper und steigert die Lebensqualität spürbar.

Durch die Atmung können wir direkt auf unseren geistigen und energetischen Zustand einwirken. Denn die Qualität des Atems beeinflusst sowohl die geistige als auch die emotionale Verfassung. Bewusstes Atmen bedeutet mehr Lebensqualität. Pranayama ist ein fester Bestandteil des Yoga und sollte täglich praktiziert werden.

Diese Atemübungen können Sie in Ihre Sonnengrußpraxis einbauen:

Die Wechselatmung – Nadi Shodana

Bei dieser Atemtechnik, die die Nadis wirkungsvoll reinigt, fließt der Atem abwechselnd durch das linke und das rechte Nasenloch. Das linke Nasenloch steht für die passive Mondenergie, das rechte für die aktive Sonnenenergie. Durch die Wechselatmung wird das Prana ins Gleichgewicht gebracht. Man kann sie vor oder nach dem Sonnengruß ausführen. Sie sorgt für einen klaren Geist. Nervliche Anspannungen werden durch diese Atemtechnik effektiv beseitigt, deshalb ist sie auch gut gegen Stress.

⌃ Nehmen Sie eine bequeme Sitzhaltung ein, die linke Hand liegt im *Gyan-Mudra* auf dem linken Knie, das heißt Daumen und Zeigefinger berühren sich.

⌃ Atmen Sie über beide Nasenlöcher ein.

▲ Schließen Sie mit dem Daumen das rechte Nasenloch und atmen Sie links langsam und tief aus.

▲ Atmen Sie durch das linke Nasenloch tief ein und schließen Sie mit dem Ringfinger das linke Nasenloch. Halten Sie den Atem an und zählen Sie bis acht.

▲ Lösen Sie den Daumen vom rechten Nasenloch und atmen Sie vollständig aus.

▲ Atmen Sie nun durch das rechte Nasenloch tief ein, schließen Sie dann mit dem Daumen das rechte Nasenloch.

▲ Halten Sie den Atem auf acht an, lösen Sie dann den Ringfinger vom linken Nasenloch und atmen Sie aus.

▲ Atmen Sie links ein und beginnen Sie den Zyklus von vorn. Praktizieren Sie 3 bis 5 Runden. Atmen Sie zum Abschluss links ein und über beide Nasenlöcher aus.

Die Sonnenatmung – Surya Bhedana

Bei dieser Atemübung wird nur durch das rechte, solare Nasenloch eingeatmet. Dadurch erhöht sich die Pranazufuhr im Pingala-Nadi, der rechts von der Wirbelsäule verläuft. Der Energiepegel steigt, und es werden wichtige Stoffwechselprozesse in Gang gesetzt.

▲ Nehmen Sie eine bequeme Sitzhaltung ein. Die linke Hand liegt im *Gyan-Mudra* auf dem linken Knie.

▲ Legen Sie den Daumen an das rechte Nasenloch und den Ringfinger an das linke Nasenloch (Vishnu-Mudra), sodass Sie abwechselnd beide Nasenlöcher verschließen können. Zeige- und Mittelfinger sind nach innen gebogen.

▲ Verschließen Sie nun mit dem Ringfinger das linke Nasenloch. Atmen Sie auf vier durch das rechte Nasenloch ein, verschließen Sie es mit dem Daumen und halten Sie den Atem auf vier an.

▲ Öffnen Sie das linke Nasenloch und atmen Sie auf vier aus.

▲ Wiederholen Sie das siebenmal.

▲ Wenn Sie etwas Übung haben, können Sie den Rhythmus auf 4-16-8 ändern. Auf 4 einatmen, bis 16 Atem anhalten, auf 8 ausatmen.

Das gewinnen Sie:

Die Sonnenatmung wirkt aktivierend und regt den Blutkreislauf an. Sie stärkt die Nerven und sorgt für einen klaren Kopf.

Darauf sollten Sie achten:

Verzichten Sie auf diese Atmung, wenn Sie nervös und überaktiv sind, hohen Blutdruck oder Fieber haben. Auch bei hormonellen Hitzewallungen ist Vorsicht geboten.

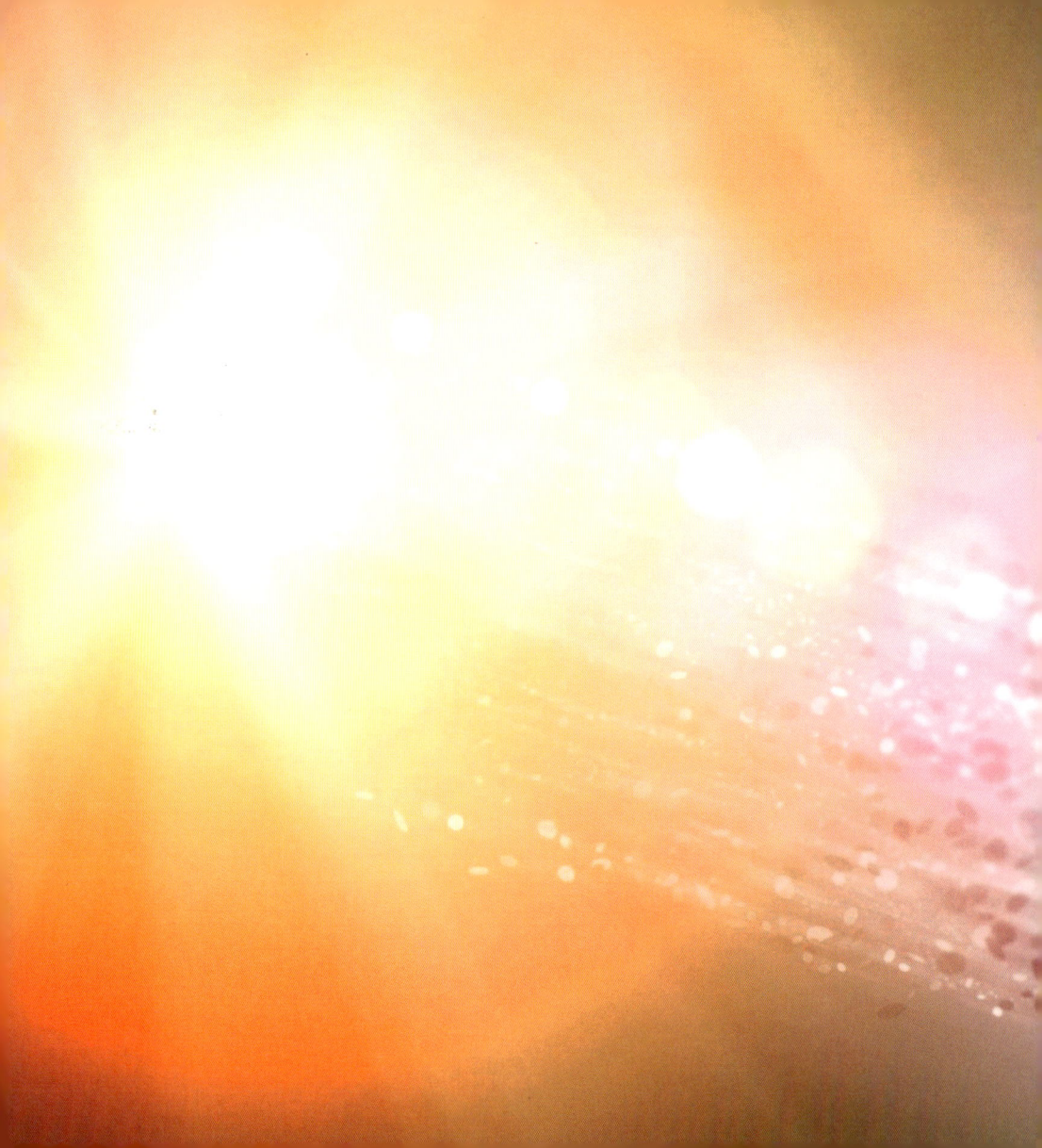

Der geistige Aspekt

Der Sonnengruß war ursprünglich keine reine Körperübung wie dies heute meist der Fall ist, sondern eine Yogaübung, mit der man die spirituelle Kraft der Sonne aufrief, um diese bestmöglich für Körper, Geist und Seele zu nutzen. Deshalb wird der Sonnengruß manchmal auch als Sonnengebet bezeichnet. Wird er mit dieser inneren Einstellung geübt, kann aus der körperlichen Übung eine spirituelle Erfahrung werden. Verstärkt wird die geistige Komponente durch das Einbeziehen spezieller Sonnenmantras, so genannter Bija-Mantras, und den zwölf Namen der Sonne. In Indien ist dies vielerorts auch heute noch üblich, da das Wissen um die spirituelle Kraft der Sonne dort noch lebendig ist.

Vitalisierendes Sonnenlicht

Es gibt vier magnetische Zeiten hinsichtlich der Sonneneinstrahlung: den Morgen, den Mittag, den Abend und die Nacht. Die beste Zeit zum Absorbieren der Sonnenstrahlen ist am frühen Morgen, direkt bei Sonnenaufgang, wenn die Erdatmosphäre durch die kosmischen Kräfte gereinigt ist. Die zu dieser Zeit in den Sonnenstrahlen reichlich enthaltenen Photonen laden die Zellen mit viel Sauerstoff auf. Dadurch werden sie vitalisiert und bewirken eine Verjüngung im gesamten Organismus. Auch die Aura wird durch das Morgenlicht gereinigt. Insbesondere nach einer Morgenmeditation in Verbindung mit dem Sonnengruß fühlt man sich viel klarer und leichter.

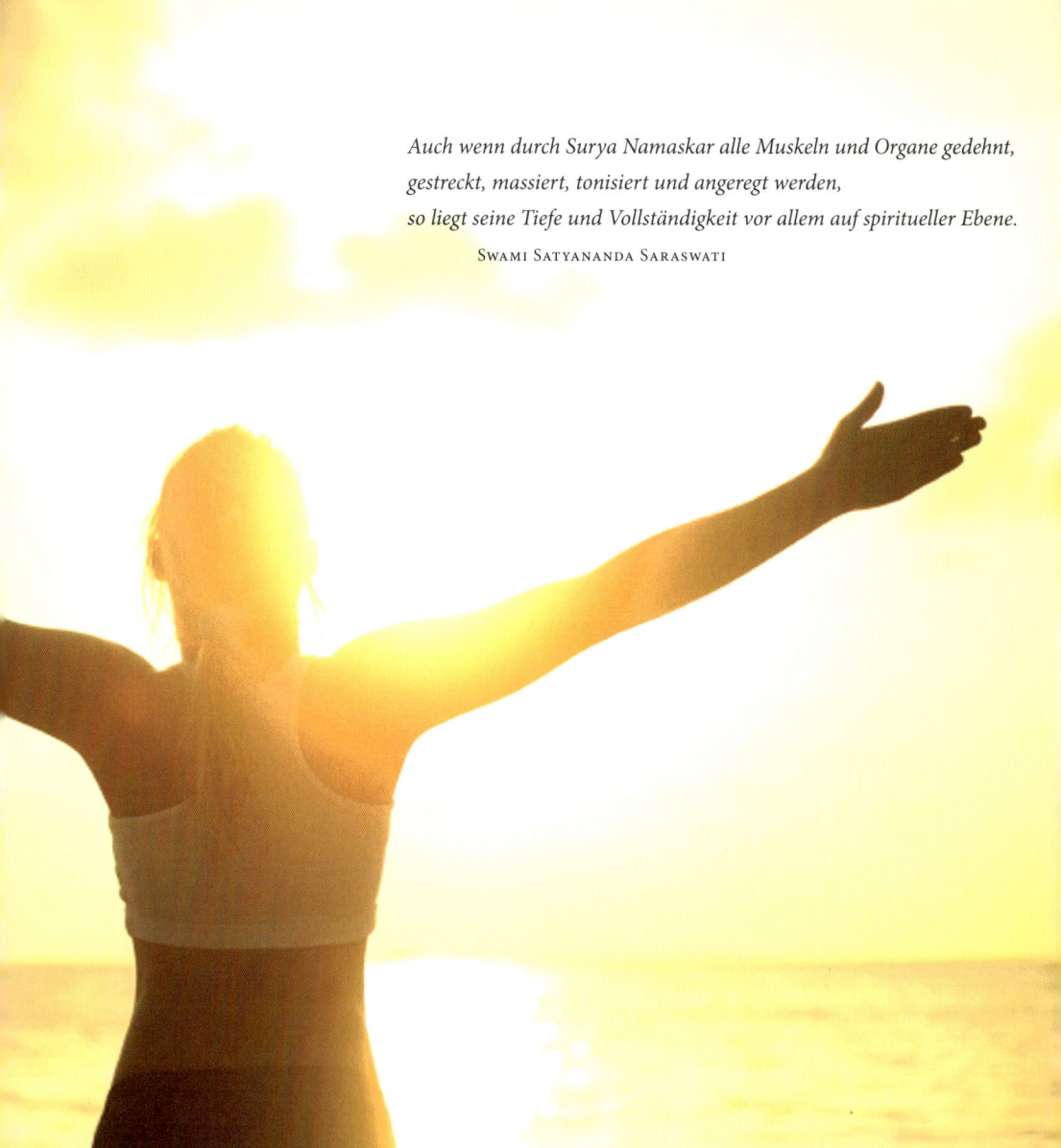

Auch wenn durch Surya Namaskar alle Muskeln und Organe gedehnt,
gestreckt, massiert, tonisiert und angeregt werden,
so liegt seine Tiefe und Vollständigkeit vor allem auf spiritueller Ebene.

SWAMI SATYANANDA SARASWATI

Die zwölf Namen der Sonne

Die zwölf Namen, die in den Sonnengruß integriert werden können, beschreiben die verschiedenen Aspekte der Sonne.

1 **Om Mitraya Namah** – Gegrüßt sei unser aller Freund.

2 **Om Ravaye Namah** – Gegrüßt sei der Strahlende.

3 **Om Suryaya Namah** – Gegrüßt sei der Vitalität Verleihende.

4 **Om Bhanave Namah** – Gegrüßt sei der Erleuchtende.

5 **Om Khagaya Namah** – Gegrüßt sei der sich durch die Lüfte Bewegende.

6 **Om Pushne Namah** – Gegrüßt sei der, der Kraft und Stärke verleiht.

7 **Om Hiranyagarbhaya Namah** – Gegrüßt sei das goldene kosmische Selbst.

8 **Om Marichaye Namah** – Gegrüßt sei der Herr des Zwielichts.

9 **Om Adityaya Namah** – Gegrüßt sei der Sohn von Aditi, der kosmischen Mutter.

10 **Om Savitre Namah** – Gegrüßt sei die anregende Kraft der Sonne.

11 **Om Arkaya Namah** – Gegrüßt sei der, den ich von Herzen verehren möchte.

12 **Om Bhaskaraya Namah** – Gegrüßt sei der, der zur Erleuchtung führt.

Die Bija-Mantras

Es gibt sechs Sonnenmantras, die Sie in den Sonnengruß mit einbeziehen können. Ab Haltung 7 werden diese Mantras wiederholt. Bija bedeutet Keim- oder Samensilbe. Ein Bija-Mantra ist mit einer ganz besonderen Kraft ausgestattet und wirkt sowohl auf der körperlichen als auch auf der geistigen Ebene. Rezitiert man diese Mantren während des Sonnengrußes, das kann laut oder leise geschehen, verbessern sich dadurch sämtliche Organfunktionen. Das Nervensystem beruhigt sich und das Konzentrationsvermögen und die geistige Klarheit erhöhen sich. Die erstaunliche Wirkung dieser Sonnenmantras, die vor langer Zeit von den indischen Rishis entdeckt und überliefert wurden, wird von der modernen Wissenschaft, die sich mehr und mehr mit der Wirkung von Klängen und Tönen auf Körper und Geist beschäftigt, gerade erst erforscht.

1 Hram

2 Hrim

3 Hrum

4 Hraim

5 Hraum

6 Hraha

7 Hram

8 Hrim

9 Hrum

10 Hraim

11 Hraum

12 Hraha

Die Sonnenmantras und die zwölf Namen der Sonne können Sie auf der CD hören.

Jedes Bija-Mantra beginnt mit den Konsonanten **h** und **r**. Der Konsonant **h** steht für den Äther (Akasha) und steht in Verbindung mit dem Herzen. Der Konsonant **r** verkörpert das Element Feuer und aktiviert den Intellekt. Die Vokale **a, i, u** und die Doppelvokale **ai** und **au** haben eine stärkende Wirkung auf die einzelnen Organe:

Hram – Gehirn, Herz, Atmung
Hrim – Nasenregion, Gaumen
Hrum – Magen, Darm
Hraim – Nieren, Blase
Hraum – Ausscheidungsorgane
Hraha – Brustraum, Stimmbänder

Man kann die Bija-Mantras auch mit den zwölf Namen der Sonne kombinieren. Diese Kombination wirkt besonders intensiv.

1 Om Hram Mitraya Namah

2 Om Hrim Ravaye Namah

3 Om Hrum Suryaya Namah

4 Om Hraim Bhanave Namah

5 Om Hraum Khagaya Namah

6 Om Hraha Pushne Namah

7 Om Hram Hiranyagarbhaya Namah

8 Om Hrim Marichaye Namah

9 Om Hrum Adityaya Namah

10 Om Hraim Savitre Namah

11 Om Hraum Arkaya Namah

12 Om Hraha Bhaskaraya Namah

Das Gayatri Mantra

ॐ भू र्भु व: स्व: ।
तत्सवति र्वरे ण्यं ।
भर्गो दे वस्य धीमहि ।
धियो यो न: प्रचोदयात्

Das Gayatri-Mantra gehört zu den ältesten und heiligsten Mantras der vedischen Kultur und steht in enger Verbindung zur Sonne. Durch das Rezitieren oder Chanten dieses Mantras stellen Sie eine direkte Beziehung zu der geistigen Sonne her. Sie können es zu Beginn des Sonnengrußes oder am Ende rezitieren bzw. chanten.

oṃ bhūr bhuvaḥ svaḥ
tát savitúr várenyaṃ
bhárgo devásya dhīmahi
dhíyo yó naḥ pracodáyāt

Die deutsche Übersetzung lautet:

„Om, wir meditieren über den Glanz des verehrungswürdigen Göttlichen,
den Urgrund der drei Welten, Erde, Luftraum und himmlische Regionen.
Möge das höchste Göttliche uns erleuchten, auf dass wir die höchste Wahrheit erkennen.''

Mit Meditation das Gehirn verändern

Meditation und Yoga verändern nachweisbar die Gehirnfunktion. Dank modernster Technik können Hirnforscher und Neurologen die Wirkung von Meditation auf das menschliche Gehirn genauestens verfolgen. So z. B. durch die Messung des regionalen cerebralen Blutflusses (rCBF) sowie mithilfe der Magnetresonanz-Tomographie (MRT). Das hat das Verständnis über die Vorgänge im Gehirn revolutioniert. Denn man hat nun sichtbare Beweise dafür, dass jeder Gedanke und jedes Gefühl die elektrochemische Aktivität in den verschiedenen Hirnarealen verändert. Tatsächlich wird niemals ein Gefühl oder eine Erinnerung exakt gleich wiederholt. Denn schon beim Abruf einer einfachen Erinnerung verändert sich die Kontaktstelle zu anderen Neuralkreisen. Unser Gehirn ist also kein statisches Gebilde wie man lange Zeit annahm, sondern unglaublich wandelbar. Und das Beste ist: Es lässt sich bewusst verändern!

Wir erschaffen unsere Welt

Es liegt an uns, mit welchen Eindrücken, Gedanken und Gefühlen wir unser Gehirn „füttern" und ob wir ihm die Gelegenheit geben, sich weiterzuentwickeln, oder ob wir uns so verhalten, dass die Entwicklung stagniert oder gar Gehirnzellen verkümmern. Durch Meditation kann man die Gehirnfunktion verbessern, da beim Meditieren die Nervenbahnen neu verdrahtet werden. Den Erkenntnissen der Neurowissenschaft zufolge steht die Meditation unangefochten an erster Stelle bei der Verbesserung der kognitiven Wahrnehmung, die darin besteht, Signale der Umwelt wahrzunehmen und weiterzuverarbeiten.

Zwölf Minuten, die sich lohnen

Dr. Andrew Newberg, renommierter Neurowissenschaftler und Professor an der Universität von Pennsylvania, USA, führte an zahlreichen meditierenden Testpersonen Gehirnscans durch. Diese ergaben, dass bereits zwölf Minuten Meditation täglich ausreichen, um das Gedächtnis zu verbessern und den Alterungsprozess zu verlangsamen. Bei Meditierenden ist die Aktivität im linken Frontalcortex, dem Stirnhirn, sehr viel höher als bei Personen, die nicht meditieren. Die durch die Meditation ausgelösten Erregungsmuster erzeugen eine positive Grundstimmung.

Veränderte Gehirnwellen

Das Gehirn muss gefordert werden, wenn es funktionstüchtig bleiben soll. Ist es unterfordert, erschlafft es. Ist es überfordert, z.B. durch chronischen Stress, nimmt es ebenfalls Schaden. Dass sich das Gehirn durch Meditation und Yogaübungen positiv verändert, ist ein wissenschaftlich nachgewiesener Fakt. Stresssymptome und Schlafstörungen werden gelindert bzw. ganz beseitigt, das Immunsystem wird gestärkt, ein zu hoher Blutdruck sinkt. Dies sind nur einige der zahlreichen positiven Auswirkungen. Menschen mit langer Meditationspraxis wie z.B. buddhistische Mönche, wiesen bei Tests im Gehirnlabor eine erhöhte Frequenz von Gamma-Wellen auf. Das sind die Gehirnwellen, die mit höherer geistiger Aktivität, starker Konzentration und kognitiven Lernprozessen in Verbindung gebracht werden.

Die Kraft positiver Gedanken

Mit unseren Gedanken bestimmen wir Tag für Tag unsere Wirklichkeit. Unsere Gefühle folgen unseren Gedanken, deshalb hat die Gedankenkontrolle im Yoga einen hohen Stellenwert. Hegen wir negative und destruktive Gedanken, sind wir wütend, arrogant und kritisieren andere, schaden wir uns damit selbst. Neurowissenschaftlich betrachtet gehören Wut, Kritik und Arroganz zum limbischen System des Gehirns, in dem u.a. Aggressionen und Ängste angesiedelt sind.

Sind wir dagegen mitfühlend, verständnisvoll und wohlwollend, schaffen wir eine Verbindung mit dem Frontallappen und dem anterioren cingulären Kortex, jenen Hirnarealen, in denen Empathie und Vernunft angesiedelt sind. Sie werden durch Yoga und Meditation genährt. Durch die Meditation erhöht sich auch der Dopaminspiegel. Der Neurotransmitter Dopamin steht mit erfreulichen und positiven Erfahrungen in Zusammenhang. In Verbindung mit dem anregenden Neurotransmitter Noradrenalin stärkt Dopamin unser Glücksempfinden. Nach einer Yogastunde oder einer Meditation ist man deshalb zufriedener und ausgeglichener als zuvor.

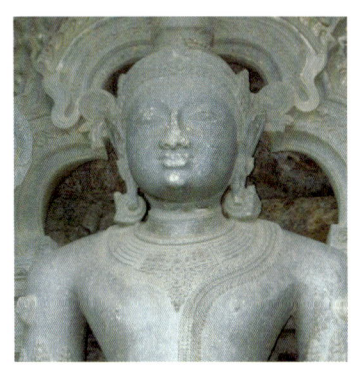

Yoga-Legenden

Surya – eine vielseitige Gottheit

Über den Sonnentempel in Konark gibt es eine interessante Legende. Sie besagt, dass Samba, der schöne Sohn Krishnas, von seinem Vater verflucht und mit Lepra bestraft wurde, weil er seine Stiefmutter heimlich beim Bade beobachtet hatte. Zu spät erfuhr Krishna, dass die missgünstige Schlange Naga seinen Sohn in eine Falle gelockt hatte, weil dieser sie wegen ihres hässlichen Aussehens verspottet hatte. Krishna war untröstlich und riet seinem Sohn, sich an Surya zu wenden, der auch als Heiler verehrt wurde. Samba befolgte den Rat seines Vaters. Doch es dauerte ganze zwölf Jahre, bis der Sonnengott seine Bitten erhörte und Samba während eines Bades im Meer bei Konark von seiner schrecklichen Krankheit heilte. Aus Dankbarkeit ließ Samba an dieser Stelle einen prächtigen Sonnentempel errichten. Er ist auch heute noch eine Attraktion für zahlreiche Touristen aus aller Welt.

Lichtmeditation

Der Sonnenaufgang ist die beste Zeit, um den Körper mit Licht aufzuladen. In Indien nennt man die Zeit von vier Uhr bis sechs Uhr morgens *Brahmamuhûrta,* die Stunde von Brahman, dem Schöpfergott. In diesen Stunden meditieren Yogis und führen ihre Yogaübungen, vor allem auch den Sonnengruß durch, um die Sonne und den neuen Tag zu begrüßen. Bei Sonnenaufgang ist die Atmosphäre mit reinem, heilendem Licht erfüllt und das Prana wird vom Körper besonders gut absorbiert. Mit dem Einatmen wird die vitalisierte Kraft der Sonnenstrahlen aufgenommen und in die Zellen geleitet. Mit dem Ausatmen werden krankmachende Giftstoffe und Schlacken ausgeschwemmt.

> **Tipp:** Wenn Sie mit dieser Lichtmeditation den Tag beginnen und anschließend noch einige Runden den Sonnengruß praktizieren, ist das der perfekte Start in einen erfolgreichen Tag. Natürlich können Sie die Meditation auch zu jeder anderen Tageszeit durchführen. Sie ist auch dann wirksam und vermittelt innere Ruhe und neue Kraft.

- Setzen Sie sich mit aufrechter Wirbelsäule in den Lotossitz oder eine andere bequeme Haltung. Die Hände liegen auf den Knien, Daumen und Zeigefinger sind zusammen.

- Schließen Sie die Augen und atmen Sie mehrmals tief durch die Nase ein und aus, bis Sie ganz zur Ruhe gekommen sind. Auf vier einatmen, auf vier den Atem anhalten, auf vier ausatmen.

- Konzentrieren Sie sich nun innerlich auf die Sonne und das Licht. Wenn Sie im Freien in den frühen Morgenstunden meditieren, können Sie kurz in die Sonne blicken und dann die Augen

Regelmäßige Meditation reduziert Angst und Stress,
insbesondere dann, wenn sie mit positiven Zielen
wie Liebe und Mitgefühl verbunden ist.

Dr. Andrew Newberg

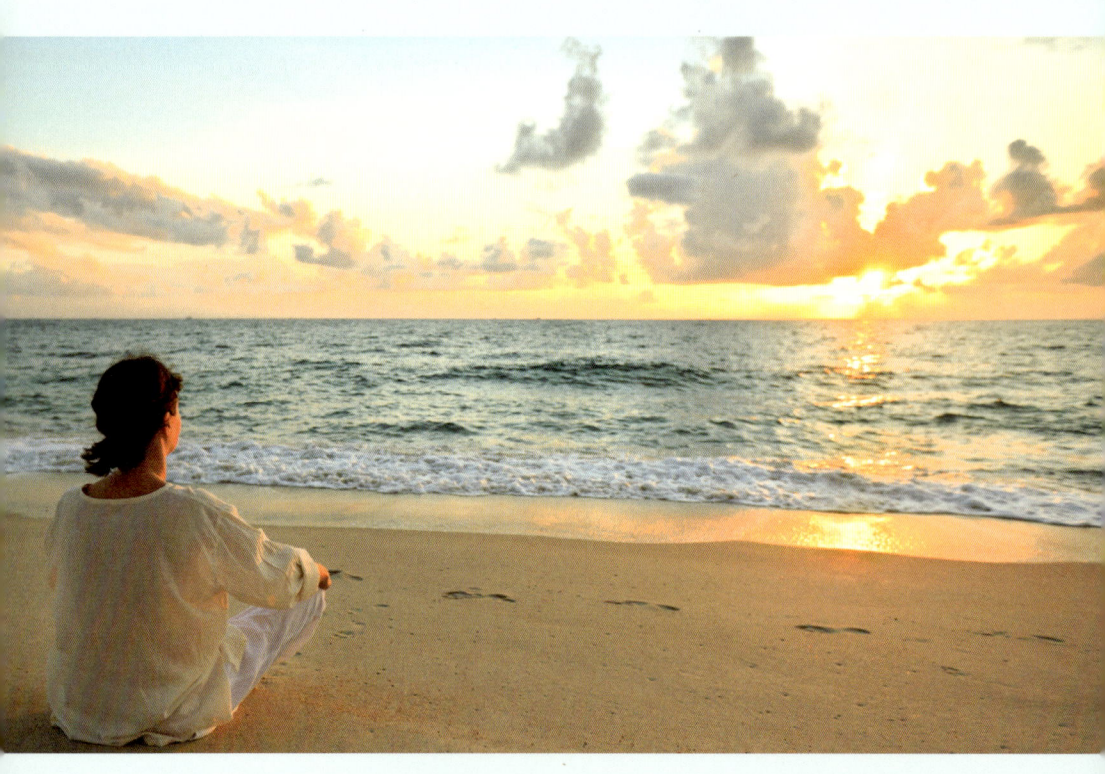

schließen. In einem geschlossenen Raum visualisieren Sie die leuchtende Sonne vor Ihrem inneren Auge.

➤ Atmen Sie durch die Nase mit jedem Atemzug das goldene Sonnenlicht tief ein und spüren Sie, wie mit dem Ausatmen Licht und Liebe in Ihren Körper fließen.

   Spüren Sie die Wärme und das Licht.

➤ Fühlen Sie, wie Ihre Lungen mit jedem Atemzug immer weiter werden und vollkommen mit goldenem Licht gefüllt sind.

   Spüren Sie die Wärme und das Licht.

➤ Atmen Sie mit jedem Atemzug durch die Nase alles Alte, Verbrauchte und Negative aus. Beobachten Sie, wie es sich in den Lichtstrahlen auflöst.

   Spüren Sie die Wärme und das Licht.

➤ Visualisieren Sie nun die Sonne einige Zentimeter über Ihrem Kopf. Spüren Sie, wie ein heller Lichtstrahl durch das Scheitelchakra in Ihren Kopf und durch die Wirbelsäule bis hinab zum Wurzelchakra fließt.

   Spüren Sie die Wärme und das Licht.

➤ Fühlen Sie nun, wie der Lichtstrahl durch die Wirbelsäule wieder nach oben steigt bis hinauf ins Scheitelchakra. Ihr ganzer Körper ist voll strahlender Energie.

   Spüren Sie die Wärme und das Licht.

➤ Stellen Sie sich nun vor, wie sich das goldene Licht vom Scheitelchakra aus in alle Zellen Ihres Körpers ergießt. Beobachten Sie, wie Ihr Körper innerlich leuchtet.

   Spüren Sie die Wärme und das Licht.

➤ Visualisieren Sie nun, wie das goldene Licht vom Scheitelchakra aus Ihren ganzen Körper umfließt. Sie sitzen in einem goldenen Ei aus Licht.

Spüren Sie die Wärme und das Licht.

➤ Atmen Sie tief in das Herzchakra ein und aus und beobachten Sie, wie diese goldene Aura sich immer weiter ausdehnt.

Spüren Sie die Wärme und das Licht.

➤ Baden Sie in diesem wunderbaren Licht und fühlen Sie, wie Ihr Körper immer leichter und Ihr Geist immer unbeschwerter wird.

Spüren Sie die Wärme und das Licht.

➤ Fühlen Sie, dass Sie in diesem goldenen Licht vollkommen sicher, vollkommen geborgen, vollkommen in Harmonie mit dem Kosmos sind.

➤ Breiten Sie die Arme aus und atmen Sie dreimal das goldene Licht tief in das Herzchakra ein.

➤ Legen Sie nun die Hände vor der Brust aneinander und danken Sie der Sonne dafür, dass sie ihr Licht und ihre Wärme so großzügig verschenkt.

➤ Atmen Sie tief ein und singen Sie zum Abschluss Om shanti, shanti, shanti.

➤ Legen Sie die Hände auf die Knie, bleiben Sie noch ein bis zwei Minuten sitzen. Fühlen Sie das Licht und den tiefen Frieden in Ihrem Inneren.

➤ Wenn Sie möchten, können Sie noch drei Mal das Gayatri-Mantra sprechen:

oṃ bhūr bhuvaḥ svaḥ
tát savitúr várenyaṃ
bhárgo devásya dhīmahi
dhíyo yó naḥ pracodáyāt

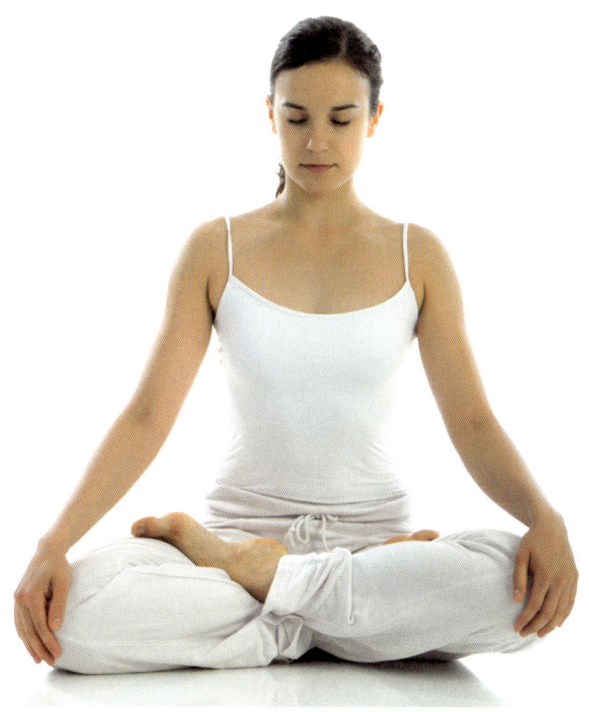

Die richtige Meditationshaltung

Der klassische Lotussitz ist für viele westliche Menschen nicht durchführbar. Eine bequeme Sitzhaltung mit gekreuzten Beinen ist eine gute Alternative. Man kann auch auf einem Stuhl oder einem Meditationshocker sitzen. Wichtig ist eine aufrechte Haltung, sodass das Prana gut durch die Wirbelsäule fließen kann. Das Kinn ist leicht nach unten geneigt, die Schultern sind locker. Die Hände sind im Anjali-Mudra vor der Brust gefaltet oder liegen im Gyan-Mudra auf den Knien.

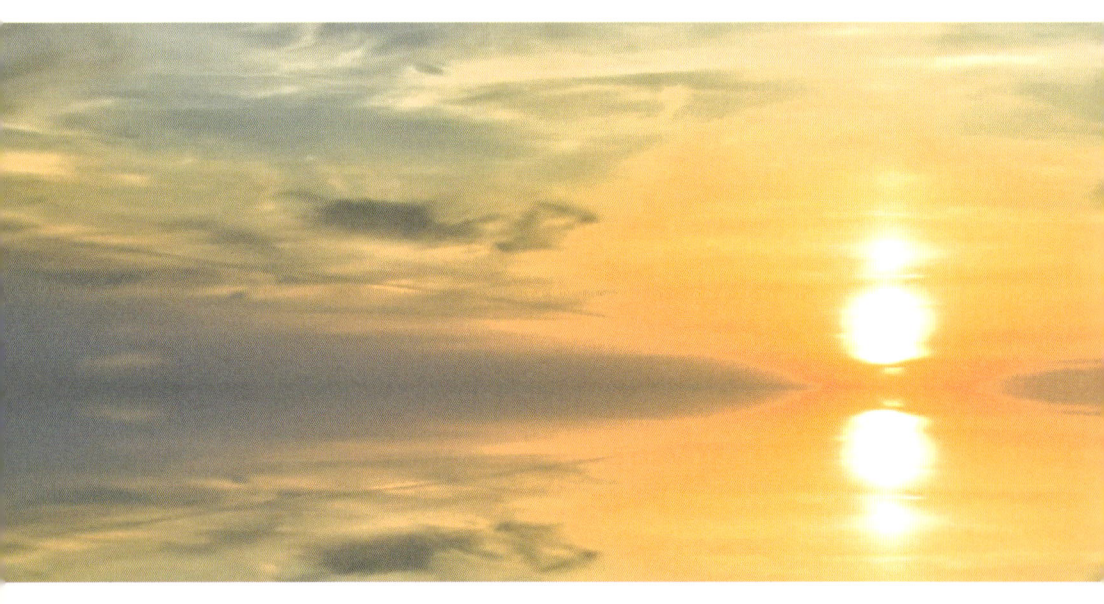

Die Sonne ist das Bild der Vollkommenheit,
und wenn Ihr sie als Wegweiser nehmt,
werdet Ihr Euch grundlegend ändern.

OMRAAM MIKHAEL AIVANHOV

Lichtatmung für mehr Energie

Diese Atemübung bringt Ihnen rasch neue Energie. Sie können sie immer dann machen, wenn Sie angespannt, unruhig oder erschöpft sind. Stellen Sie sich dabei vor, dass Sie farbige Sonnenstrahlen einatmen.

- ▲ Legen Sie die Hände vor der Brust aneinander oder locker auf die Knie. Gesicht und Kiefer sind entspannt, die Schultern locker. Zaubern Sie ein leichtes Lächeln auf Ihr Gesicht.

- ▲ Visualisieren Sie mit jeder Einatmung die entsprechende Farbe in dem jeweiligen Chakra. Halten Sie die Farbstrahlung einige Sekunden in dem Chakra und atmen Sie dann wieder aus.

1 Atmen Sie **Violett in das Scheitelchakra** ein.

2 Atmen Sie **Indigo in das Stirnchakra** ein.

3 Atmen Sie **Blau in das Halschakra** ein.

4 Atmen Sie **Grün in das Herzchakra** ein.

5 Atmen Sie **Gelb in das Nabelchakra** ein.

6 Atmen Sie **Orange in das Kreuzbeinchakra** ein.

7 Atmen Sie **Rot in das Steißbeinchakra** ein.

Fühlen Sie, wie Sie durch das Einatmen der sieben Regenbogenfarben mit Licht und Energie aufgeladen werden.

Nachwort

Yoga hat die westliche Welt endgültig erobert, und dies aus gutem Grund: Es wirkt ganz einfach. Wer einmal mit Yoga begonnen hat, wird kaum wieder damit aufhören, weil man sehr schnell feststellt, dass die Körperübungen in Verbindung mit Pranayama und Meditation das Leben langsam aber sicher zum Positiven verändern. Nicht nur der Körper ist nach relativ kurzer Zeit in einem sehr viel besseren Zustand, sondern auch Geist und Psyche sind verändert. Man ist ruhiger und ausgeglichener.

Der Sonnengruß als Klassiker des Yoga fehlt in kaum einer Yogastunde. Doch er wird meist nur noch als eine körperliche Übung betrachtet, während der geistige Aspekt fast ganz in Vergessenheit geraden ist. Doch gerade dieser ist wichtig, um die gesamte Kraft des Sonnengrußes ausschöpfen zu können.

Dieses Buch möchte dazu beitragen, die geistige Dimension des Sonnengrußes wieder zu entdecken und mit dem körperlichen Aspekt zu verbinden. Dadurch kann man dieses Juwel des Yoga Tag für Tag auf optimale Weise für das eigene Leben nutzen.

Angesichts des anbrechenden neuen Zeitalters, in dem die Sonne der vedischen Überlieferung zufolge nicht nur als stoffliche, sondern auch als geistige Energiequelle eine große Rolle spielen wird, ist es an der Zeit, den Sonnengruß in seiner gesamten Dimension zu erkennen und gewinnbringend in das eigene Leben zu integrieren.

Die Autorin

Marianne Vidya Scherer

Sie studierte Literaturwissenschaft und Philosophie und ist seit vielen Jahren diplomierte Yogalehrerin in der Sivananda-Tradition. Während mehrerer Indienaufenthalte konnte sie ihre Yoga- und Meditationsübungen verschiedenster Traditionen vertiefen. Yoga in all seinen Aspekten ist aus ihrem Leben nicht mehr wegzudenken und sie möchte ihre Erfahrungen auf dem Yogaweg an andere weitergeben.

Die Autorin und Yogalehrerin lebt und lehrt in München sowie am Starnberger See und bietet in mehreren Ländern Yoga-Ferienseminare bzw. Yogafortbildungskurse an. Außerdem hat sie sich seit einiger Zeit auf Yoga-Coaching mit Einzelpersonen spezialisiert. In Indien war es schon immer Tradition, Yoga auch als Einzeltraining anzubieten, das sich an den jeweiligen Wünschen und Bedürfnissen orientiert. Dieser individuelle Unterricht ist besonders effektiv.

Kontaktieren Sie die Autorin unter: info@mariannescherer.de

Weitere Informationen unter: www.sonnen-yoga.eu

Bibliografie

Aivanhov, Omraam Mikhael: *Auf dem Weg zur Sonnenkultur,* Prosveta, 1995

Aundh, Rajah von: *Das Sonnengebet,* Artha, 1994

Desikachar, T. K. V.: *Yoga-Tradition und Erfahrung,* Petersberg, 1997

Feuerstein, Georg: *Das Geheimnis des Lichts,* Prosveta, 1997

Iyengar, B.K.S.: *Yoga – Der Weg zu Gesundheit und Harmonie,* Dorley Kindersley, 2008

Newberg, Andrew: *Der Fingerabdruck Gottes: Wie religiöse und spirituelle Erfahrungen unser Gehirn verändern,* Kailash, 2010

Ott, Ulrich: *Meditation für Skeptiker,* O. W. Barth, 2010

Scherer, Marianne Vidya: *Sonnen-Yoga,* Windpferd, 2010

Sivananda, Swami: *Das Sonnengebet – Eine Übungsreihe für Jedermann,* 2003

Skuban, Ralph: *Patanjalis Yogasutra,* Arkana, 2011

Sivananda-Yoga-Vedanta-Zentrum, *Besser leben mit Yoga,* Dorley Kindersley, 2010

Saraswati, Satyananda Swami, *Surya Namaskara,* Yoga Publications Trust, 1999

Villoldo, Alberto/David Perlmutter, *Das erleuchtete Gehirn,* Goldmann, 2009

Trökes Anna/Bettina Knothe, *Yoga Gehirn,* O. W. Barth, 2011

Die Übungs-CD

Die beiliegende CD enthält Anleitungen für den klassischen Sonnengruß. Das Übungsprogramm besteht aus verschiedenen Modulen mit jeweils sechs Runden, die sich frei kombinieren lassen.

    1 Sonnengruß – langsam (13 Minuten)
    2 Sonnengruß – schnell (11 Minuten)

Es können sechs langsame oder sechs schnelle oder alle zwölf Runden hintereinander geübt werden. Die Entspannungsübung ist immer der ideale Abschluss, wenn es sich zeitlich einplanen lässt.

    3 Entspannungsübung (7 Minuten)

Um Stress abzubauen und Gelassenheit zu fördern, ist die Entspannungsübung auch einzeln praktiziert sehr wohltuend.

    4 Sonnengruß – langsam mit Mantras (18 Minuten)

Der Klang der Sonnenmantras erzeugt während dieser sechs langsamen Runden eine körperlich und geistig spürbare Resonanz.

    5 Lichtmeditation (14 Minuten)

Die Lichtmeditation kann unabhängig vom Sonnengruß praktiziert werden. Dabei unterstützt bewusstes Atmen die Zirkulation des Prana (Lebenskraft). Zum Ausklang ist das Gayatri-Mantra zu hören.